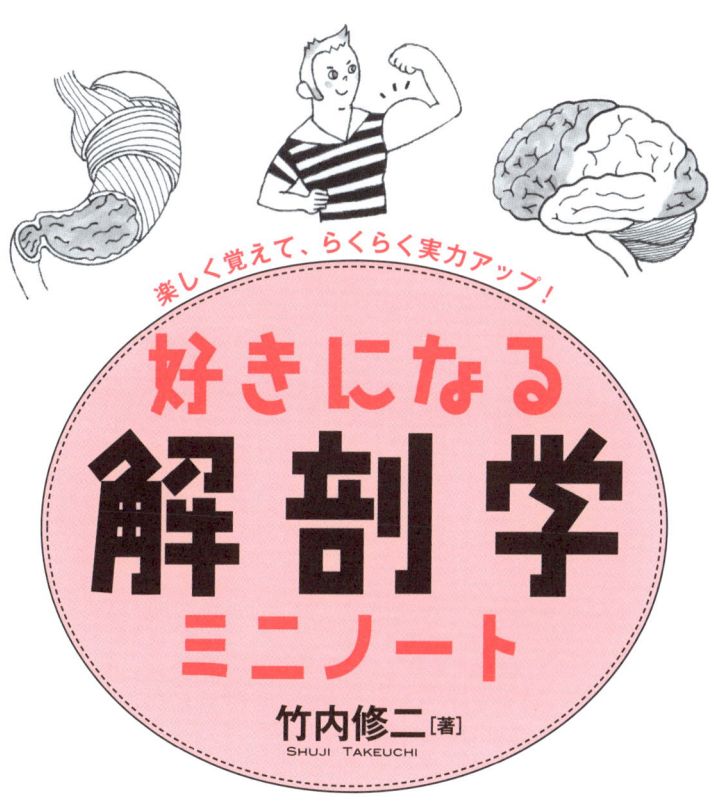

楽しく覚えて、らくらく実力アップ！

好きになる
解剖学
ミニノート

竹内修二 [著]
SHUJI TAKEUCHI

講談社サイエンティフィク

まえがき

「暗記をしなければ……！」

解剖学を学んでいる医学系の学生諸君は、体の構造を説明するために付けられている膨大な量の名称に戸惑いを感じ、引いてしまう人が多いのかも知れません。

名前は符帳でしかありません。お互いに情報をやり取りする際に、共通の理解がなされなければ伝わりませんので、言語があるのです。基本的な言語は、生まれて育ってくる間に身に付いて来ています。より多くの情報を取り入れるためには、自分の体験以外のことを、他から取り入れる必要があり、本で、映像で、先人から教えてもらい、学校で学んでいくのです。その際に、名前が無ければ、日本人が得意の「えーと、あれ、あれ、あれだよ。わかるでしょう。」で代用できるかもしれませんが、伝わりにくいです。やはり、符帳としての名前があった方が良いですよね。でも、符帳、しるし、記号としての名前かもしれませんが、付けられる際には、やはり、ある理由があるのです。

深々とお辞儀をしてみて下さい。もも（腿）の付け根を折り曲げて、体を前に倒しています。折り曲げたもも（腿）の付け根より下は、太もも（腿）ですよね。ここを「だいたい（大腿）」といいます。『太』を『大』に変えた訳は定かではないのですが、「太い」を調べてみると、（長さや横幅が大きいこと）と、2次元ないし3次元ですが「大」と同じ意味で使われるようです。

そう言えば、苗字で「おおた」さんというのは、「大」田さんより「太」田さんが多いような気がしますね。でも、東京都の「おお」田区は、「太」田区ではなく、「大」田区です。これは、合併により1つの市に地名が統合されることがありますが、大田区も元々は大森区と蒲田区だったものが統合され、大森の「大」と蒲田の「田」を付けて、「大」田区にしたと、聞いています。

さて、太もも、大腿を作っている骨は、大腿骨と名付けられています。大腿骨の上方は関節を作る部分で、頭のように丸くなっており、大腿骨

頭と付けられています。「頭」の下の細いところは、首ですよね。ですから、この大腿骨においても大腿骨頭の下が細くなっており、その部分を大腿骨頸と呼んでいます。細いためもあって、骨がもろくなってしまっている老人では折れやすく、大腿骨頸部骨折が起きます。そのため大腿骨頭が壊死してしまい、人工物、人工骨頭に置き換える手術がなされるのです。

　肩から肘までを上腕といい、上腕の骨、上腕骨も肩で関節を作るために頭の部分があり、上腕骨頭と言っているのです。

　人体の構造、形、位置、つくりは、生まれ育って生きて来た自分の体そのものですから、多くのことは知っているはずです。そこに、上述したように理由なりを理解すれば、何の難しさも無いと思います。

　例えば、胸の中には1つの心臓と2つの肺が納まっています。心臓は中央で、その形から3分の2が左に片寄って入っています。すると左右に入っている肺において、左の方が心臓が入り込んでいる分小さいですよね。肺には空気が出入りします。そのための空気を通す管、気管が肺に向かっています。左右2つある肺には、気管が右左に分かれ、右気管支と左気管支になります。当然、大きい肺に行く気管支の方が太いですよね。そうです、左右の肺で、大きい右肺に行く右気管支の方が左気管支より太いのです。このような理由で、気管支の左右差が生じてくるのです。

　解剖学を理解していただくには、我田引水ですが、拙著の『好きになる解剖学』と『好きになる解剖学Part2』（講談社刊）をお読み下さい。

　さて、うん蓄ではないですが人体の構造および機能を理解し、知ったとしても、知識として自分のものとするには、まとめた形、系統だって頭に入っている必要があります。そのために各器官ごと、器官系ごとのまとめ、ノートがあった方が便利です。

　この『好きになる解剖学ミニノート』ですが、このような意図を持って作成、編集しました。解剖学を学ぶ際の友として、利用して下さい。

平成21年4月

竹内　修二

好きになる解剖学ミニノート
CONTENTS

chapter 1 解剖学総論
1. 人体の区分 ... 2
2. 方向を示す面と線 ... 5
3. 組織 ... 7
4. 器官 ... 11

chapter 2 消化器系
1. 消化管と消化腺 ... 14
2. 口腔 ... 16
3. 咽頭と食道 ... 18
4. 胃・小腸・大腸 ... 20
5. 肝臓と膵臓 ... 24
6. 腹膜 ... 28

chapter 3 呼吸器系
1. 鼻腔 ... 32
2. 喉頭・気管・気管支・肺 ... 34
3. 胸膜と縦隔 ... 37

chapter 4 循環器系
1. 血管系 ... 40
2. 心臓(1) ... 42
3. 心臓(2) ... 44
4. 動脈(1) ... 46
5. 動脈(2) ... 48
6. 動脈(3) ... 50
7. 動脈(4) ... 52
8. 静脈系(体循環) ... 54
9. 胎児循環 ... 57
10. リンパ系 ... 58
11. 脾臓 ... 60

chapter 5 骨格系

[1] 骨総論
1. 骨の形による分類と骨の構造　62
2. 骨の発生と成長……………　64
3. 骨の連結……………………　65

[2] 各部の骨格
4. 骨の名称と数………………　67
5. 体幹の骨の形と名称………　68
6. 上肢骨の形と名称…………　71
7. 下肢骨の形と名称…………　77
8. 頭蓋骨の形と名称…………　82
9. 各部の連結…………………　84
　①脊柱の連結…………………　84
　②胸郭の連結…………………　85
　③骨盤の連結…………………　86
　④頭蓋骨の連結………………　86
　⑤上肢の連結…………………　90
　⑥下肢の連結…………………　92
10. 全身の骨……………………　94

chapter 6 筋系

[1] 総論
1. 形状…………………………　96
2. 骨格筋の補助装置…………　97
3. 骨格筋の働き（からだの動作）　98

[2] 各部の筋
4. 頭部の筋……………………　100
5. 頚部の筋……………………　102
6. 胸部と腹部の筋……………　104
7. 背部の筋……………………　107
8. 上肢の筋……………………　109
9. 下肢の筋……………………　114

chapter 7 泌尿器系

1. 腎臓と尿管…………………　124
2. 膀胱と尿道…………………　128

chapter 8 生殖器系

1. 女性生殖器と外陰部 …………… 130
2. 男性生殖器 …………………………… 132

chapter 9 神経系

1. 神経系の発生 …………………… 136
2. 脳室系 …………………………… 138
3. 髄膜 ……………………………… 139
4. 脊髄 ……………………………… 142
5. 終脳（左・右大脳半球） ……… 144
6. 脳幹 ……………………………… 150
7. 小脳 ……………………………… 153
8. 伝導路 …………………………… 154
9. 脳神経 …………………………… 157
10. 脊髄神経 ………………………… 160
11. 頚神経と腕神経叢 …………… 162
12. 胸神経／腰神経叢／仙骨神経叢 166
13. 自律神経 ………………………… 169

chapter 10 感覚器系

1. 視覚器 …………………………… 172
2. 平衡聴覚器／味覚器 ………… 174
3. 嗅覚器／外皮 …………………… 176

chapter 11 内分泌系

1. 内分泌腺 ………………………… 178
2. 下垂体・甲状腺・上皮小体 …… 179
3. 膵臓・副腎・性腺 ……………… 180

索引 ……………………………………………… 182

ブックデザイン──安田あたる
カバーイラスト──角口美絵
本文解剖図───メディカ（http://www16.ocn.ne.jp/~medica/）

chapter 1

解剖学総論

① 人体の区分

◆**人体は大きく、頭、頸（くび）、体幹（たいかん）、体肢（たいし）（上肢（じょうし）・下肢（かし））に区分される。**

　頭はさらに、頭と顔に区分される。体幹は、胸・腹・背・会陰の部位に細分される。すなわち、人体は、頭・顔・頸・胸・腹・背・会陰・上肢・下肢の9部位に区分される。

図1.1　人体の大区分

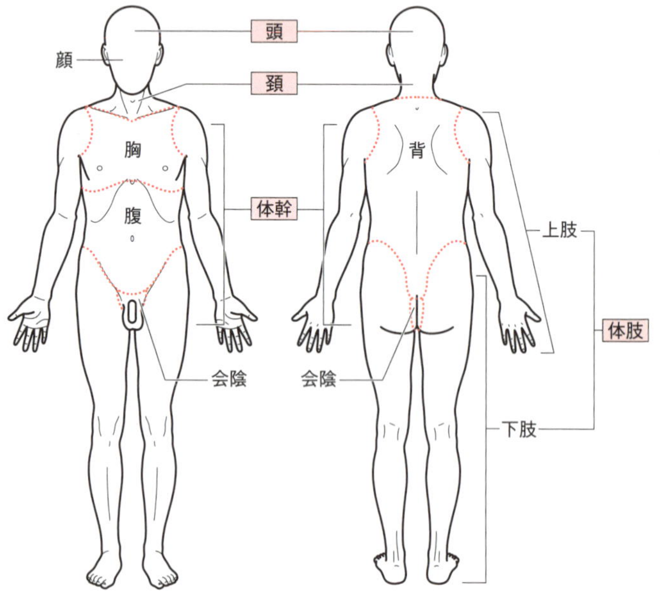

（顔、頭、頸、胸、腹、背、体幹、会陰、上肢、下肢、体肢）

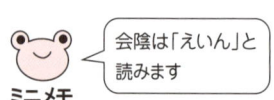

会陰は「えいん」と読みます

ミニメモ

chapter 1　解剖学総論

◆頸の部位では、以下を覚えよう。

● 顎下三角：下顎底と筋とに囲まれた三角形領域で、顎下腺、顔面動脈・顔面静脈が存在する。（図1.2の2）
● 頸動脈三角：胸鎖乳突筋と他2種類の筋に囲まれた三角形領域。触れると、総頸動脈の拍動が感じられる。（図1.2の5）
● 大鎖骨上窩：鎖骨下動脈の拍動を感じられる。肺尖の聴診ができる。（図1.2の8）
● 頸窩：のど元のへこみの部位。気管の前面に触れ、強く押すと息苦しさを感じる。気管切開を行う部位の1つ（下気管切開術）に相当する。

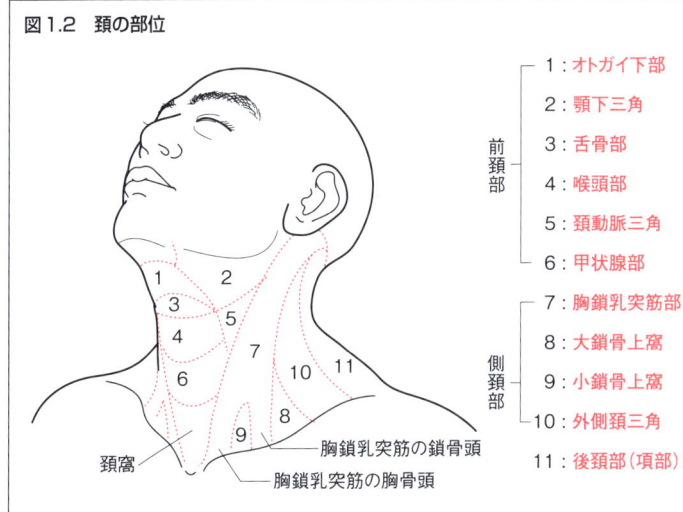

図1.2 頸の部位

前頸部
- 1：オトガイ下部
- 2：顎下三角
- 3：舌骨部
- 4：喉頭部
- 5：頸動脈三角
- 6：甲状腺部

側頸部
- 7：胸鎖乳突筋部
- 8：大鎖骨上窩
- 9：小鎖骨上窩
- 10：外側頸三角
- 11：後頸部（項部）

頸窩
胸鎖乳突筋の鎖骨頭
胸鎖乳突筋の胸骨頭

ミニメモ

肺の上端を肺尖といいます。肺尖は鎖骨の上2〜3cmのところに達しているので、大鎖骨上窩で肺尖の聴診ができるのです

1．人体の区分

◆**腹の部位では、以下を覚えよう。**
①**下肋部**：右下肋部の深部には肝臓の右葉（p.25）が存在し、右肋骨弓に沿って触診できる。（図1.3の1）
②**鼠径部**：恥骨部の両側で、腿の付け根にある鼠径溝の上部。（図1.3の5）

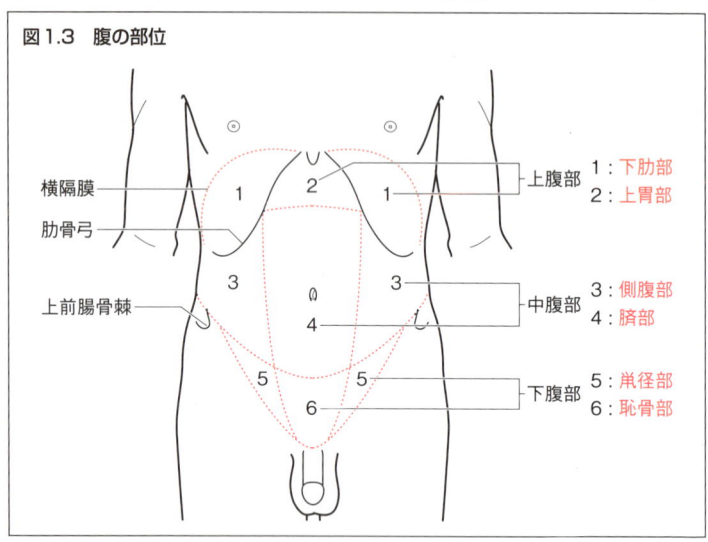

図1.3　腹の部位

◆**会陰の部位では、以下を覚えよう。**

会陰は、体幹の下面の領域である。左右の大腿にはさまれ、前は**恥骨結合**から、側方は左右の**坐骨結節**、後ろは**尾骨**に囲まれている。

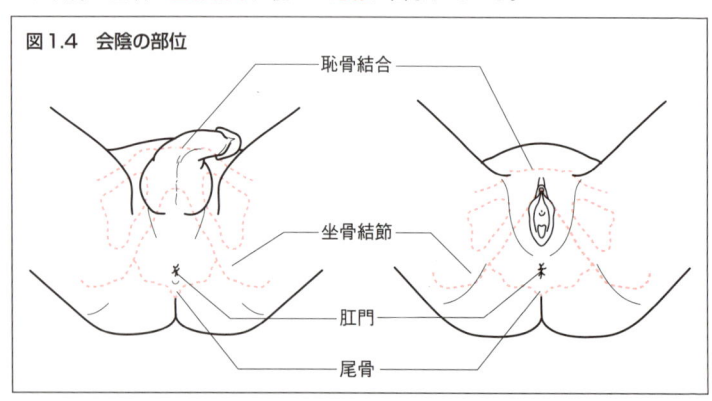

図1.4　会陰の部位

❷ 方向を示す面と線

◆身体の長軸に沿って、垂直に身体を切断したと仮定してできるすべての面を縦断面（垂直面）という。

とくに、身体を左右に二分する前後方向のすべての縦断面を、矢状面という。なお、身体の正中線を通る矢状面を、正中面（正中矢状面：正中縦断面）という。

◆垂直面に対し、身体を上下に分けると仮定してできる水平な面を、水平面という。

◆矢状面に対して直角をなし、身体を前後に二分する左右方向すべての縦断面を前頭面（前額面）という。

図1.5　身体の断面に関する用語

矢状面
（正中面）

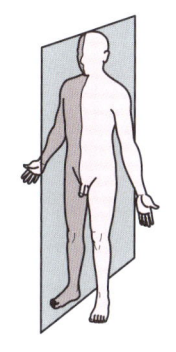

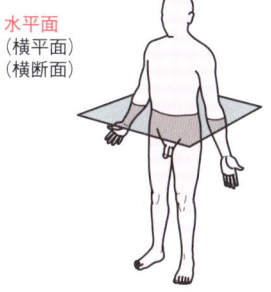

水平面
（横平面）
（横断面）

前頭面
（前額面）

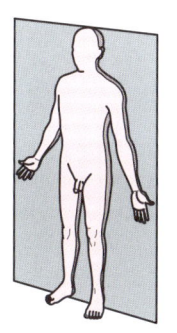

斜平面

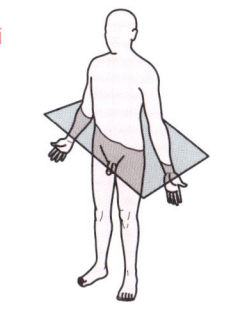

◆**上・下肢において、体幹に近い側を近位といい、体幹から遠い側を遠位という。**
　上肢の内側を尺側といい、外側を橈側という。また、下肢の内側を脛側、外側を腓側という。

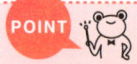

図1.6　身体の位置に関する用語

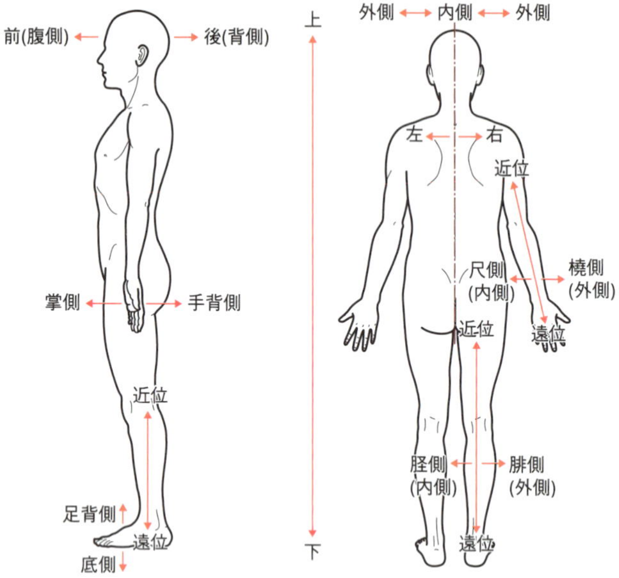

前(腹側) ← → 後(背側)
外側 ← 内側 → 外側
左 ← → 右
上 / 下
掌側 ← → 手背側
近位
尺側(内側) → 橈側(外側)
近位
遠位
足背側
遠位
底側
脛側(内側) → 腓側(外側)
遠位

解剖学的姿勢：つま先を前方に向け立ち、小指が内側になるように手掌を前方に向けて両腕を下垂する。

POINT　身体の断面と位置に関する用語

【断面】
- **垂直面** vertical plane
- **前頭面(前額面)** frontal plane
- **矢状面** sagittal plane
- **水平面** horizontal plane
- **正中面** median plane
- **斜平面** oblique plane

【位置】
- **前** anterior　**後** posterior　**近位** proximal　**遠位** distal
- **上** superior　**下** inferior　**内側** medial　**外側** lateral
- **浅** superficial　**深** profundus

chapter 1　解剖学総論

③ 組織

【上皮組織】

◆上皮組織を細胞の形によって分けると、扁平上皮、立方上皮、円柱上皮、移行上皮に分けられる。

①扁平上皮：単層と重層がある。
- 単層扁平上皮：血管、リンパ管の内表面(内皮)など。
- 重層扁平上皮：皮膚表面(表皮)。口腔、食道などの粘膜上皮。

②立方上皮：単層と重層とに分けられるが、ほとんど単層である。腎臓の尿細管など。

③円柱上皮
- 単層円柱上皮：胃、小腸、大腸など消化管の内腔粘膜上皮。
- 単層円柱線毛上皮：気道や生殖器(子宮や卵管)の上皮。
- 重層円柱上皮：眼瞼結膜上皮、軟口蓋の粘膜上皮。

④移行上皮：機能に応じて、上皮の形態が移行する。泌尿器(腎杯、腎盤、尿管、膀胱)の内表面。

⑤多列線毛上皮：線毛をもつ。気管などの粘膜上皮。

図1.7　上皮組織の分類

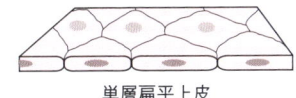
単層扁平上皮

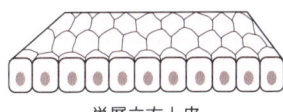
単層立方上皮

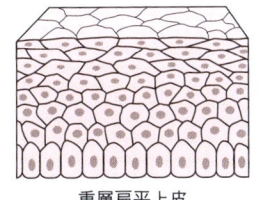
重層扁平上皮

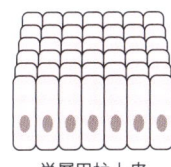
単層円柱上皮

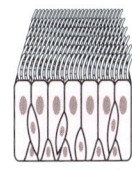
多列線毛上皮

【腺】

◆腺は、導管のある外分泌腺と導管のない内分泌腺とに分けられる。

腺は上皮組織が結合組織内に落ち込んでできたものである。

◆外分泌腺は、分泌作用を行う腺細胞と分泌物を運ぶ導管からできている。

外分泌腺は、分泌部位と分泌物の種類によって分類できる(表)。

表　分泌腺

分泌部位による分類	皮膚腺	汗腺、脂腺、乳腺
	消化腺	唾液腺(耳下腺、顎下腺、舌下腺)、肝臓、膵臓
	その他	涙腺、前立腺
分泌物の種類による分類	粘液腺	粘液を分泌。気道や消化管壁
	漿液腺	漿液を分泌。消化管壁の漿液腺は消化酵素を分泌
	混合腺	粘液腺と漿液腺が同一腺に含まれる舌下腺や顎下腺
	脂腺	脂質を分泌
	汗腺	汗を分泌。大汗腺と小汗腺がある
	乳腺	乳を分泌。汗腺の変形したもの

【支持組織】

◆支持組織は、他の組織や器官の間を埋めて、それらを保護する。

支持組織は、結合組織、軟骨組織、骨組織、血液とリンパに大別される。結合組織は、疎性結合組織(皮下組織と粘膜下組織)と密性結合組織(真皮や腱、靱帯)に分けられる。

> **pick up　軟骨組織**
>
> 軟骨組織は、軟骨細胞と軟骨基質からなる。基質の性状により、以下の3つに分類される。
> ①硝子軟骨：肋軟骨、関節軟骨、気管・気管支の軟骨
> ②弾性軟骨：耳介軟骨、喉頭蓋軟骨
> ③線維軟骨：椎間円板、恥骨間円板

【筋組織】
◆ 筋組織は、横紋筋、心筋、平滑筋がある。

図1.8 筋組織の分類

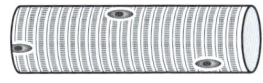
① 横紋筋（骨格筋）－随意筋

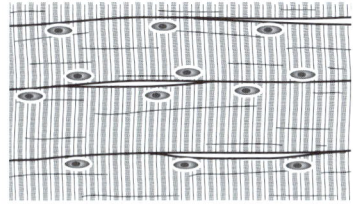

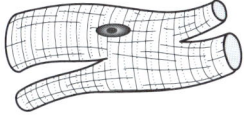
② 心筋（心臓の筋）－不随意筋

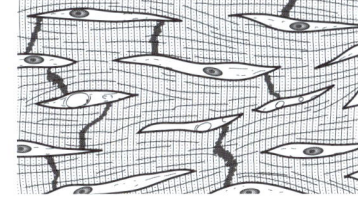

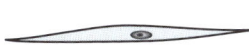
③ 平滑筋（内臓筋）－不随意筋

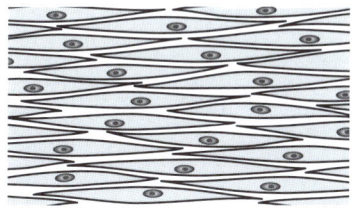

POINT
① 横紋筋：骨格筋、随意筋
② 心筋：横紋あり、不随意筋
③ 平滑筋：内臓筋、不随意筋

【神経組織】

◆神経組織は、情報の伝達や処理にあたる神経細胞と、情報の伝達はしないが、神経細胞の働きを助ける支持細胞で構成されている。

　神経細胞は、核を中心とする細胞体と樹状突起と軸索（神経突起）からなる。これらを合わせてニューロン（神経元）という。

◆神経細胞体から出ている比較的長い突起を神経線維という。

　神経線維は軸索（神経突起）にあたることが多い。

◆神経細胞の支持、栄養、代謝などの役割を果たす細胞を支持細胞という。

　中枢神経系にみられる神経膠細胞（グリア細胞）、末梢神経系でのシュワン細胞や末梢神経系の神経節にみられる衛星細胞などがある。

◆軸索（神経突起）と他の樹状突起との接着部をシナプスという。

　細胞体に伝わった刺激は、軸索を通り、神経終末に向かう。シナプスでは、神経終末から神経伝達物質が出て、次の神経細胞に情報を伝える。

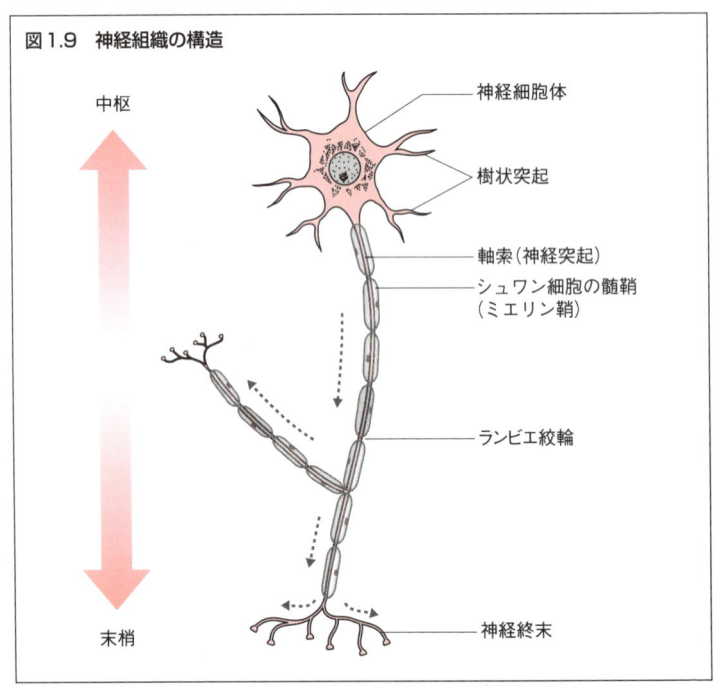

図1.9　神経組織の構造

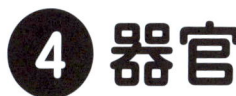
器官

◆**いくつかの組織が集まって、一定の形態をもち、ある働きを行うものを器官という。**

器官には、内部が空洞で管状や嚢状の中空性器官（p.15参照）と、組織が充実した実質性器官とがある。

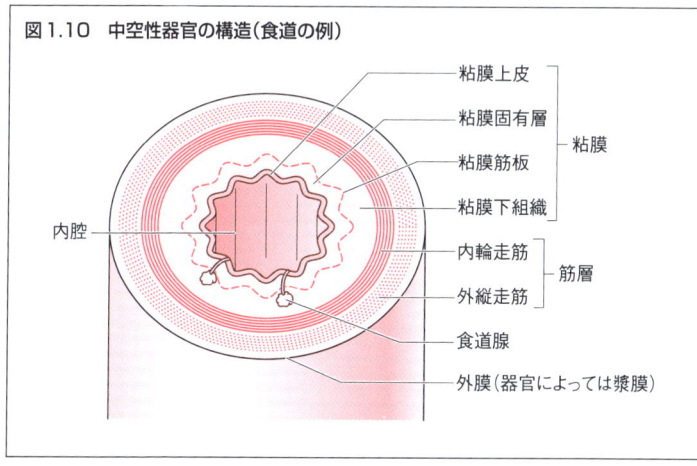

図1.10　中空性器官の構造（食道の例）

- 粘膜上皮
- 粘膜固有層
- 粘膜筋板
- 粘膜下組織
- 粘膜
- 内腔
- 内輪走筋
- 外縦走筋
- 筋層
- 食道腺
- 外膜（器官によっては漿膜）

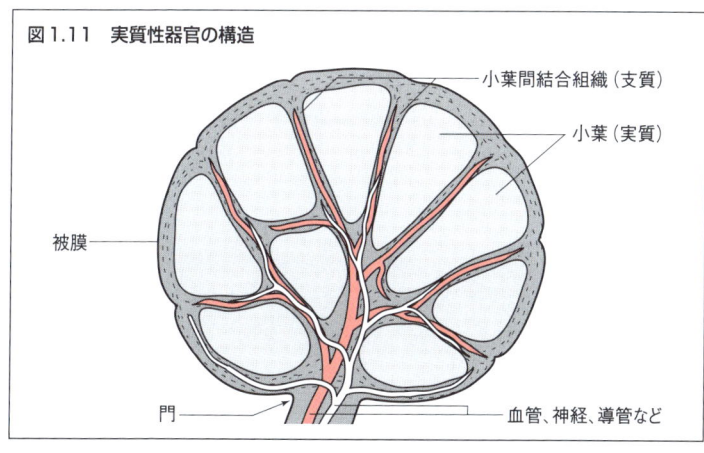

図1.11　実質性器官の構造

- 小葉間結合組織（支質）
- 小葉（実質）
- 被膜
- 門
- 血管、神経、導管など

4. 器官

◆器官の形成は、外胚葉由来、中胚葉由来、内胚葉由来に分類される。

①外胚葉由来
　脳、脊髄、脳神経・脊髄神経、網膜、松果体、副腎髄質、脳下垂体後葉、知覚神経節など。
　表皮、爪、毛、皮脂腺、乳腺、内耳、水晶体、脳下垂体前葉、歯のエナメル質、瞳孔括約筋、瞳孔散大筋など。

②中胚葉由来
　骨、筋、結合組織、腹膜、胸膜、心膜、心臓、血管、リンパ管、血液細胞、泌尿器・生殖器の大部分など。

③内胚葉由来
　消化管・呼吸器の上皮、肝臓、膵臓、膀胱・尿道、鰓弓由来の器官など。

---

pick up　体の中の腔所

　体の内部にある空洞を腔という。以下のような場所がある。
体腔 coeloma（body cavity）
頭蓋腔 cranial cavity
脊柱管 vertebral canal
胸腔 thoracic cavity
腹腔 abdominal cavity
骨盤腔 pelvic cavity

chapter 2

消化器系

❶ 消化管と消化腺

◆**消化**とは、食物中の栄養素を吸収しうる形に分解する過程をいう。

消化には、機械的消化と化学的消化がある。機械的消化とは、消化管の運動による消化である。化学的消化とは、分泌された消化液中の酵素作用による消化である。

図2.1 消化器系全景

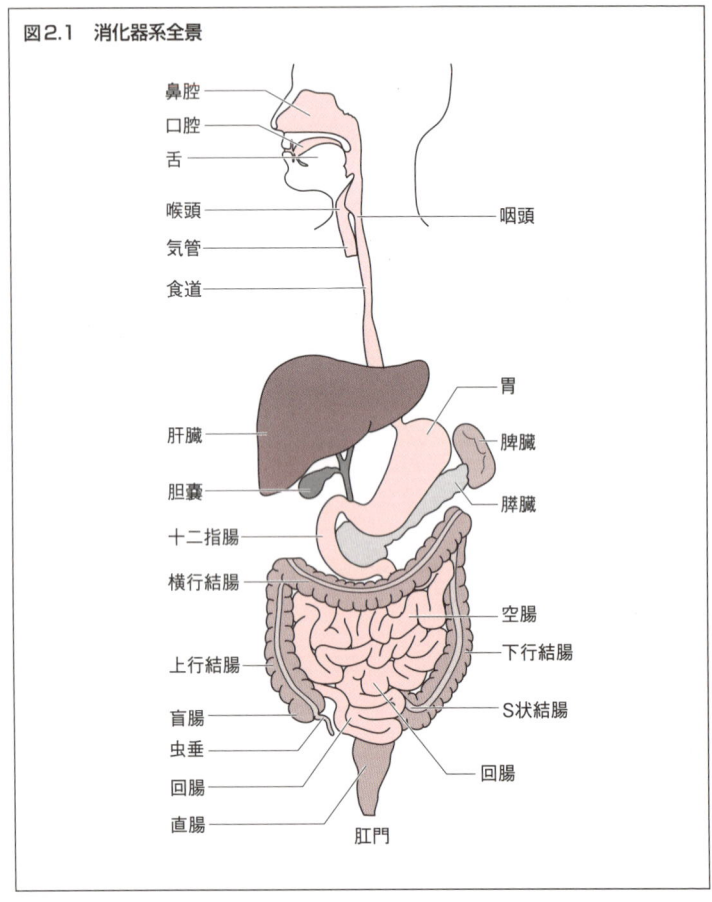

◆**消化管は、中空性器官であり、管腔の壁は3層からなる。**

内側から粘膜・筋層・漿膜。筋層は内輪走筋と外縦走筋の2層。

◆**消化管は口から肛門までの一連の管である。**

(口)口腔－咽頭－食道－胃－小腸－大腸(肛門)

◆**消化腺は、実質性器官であり、分解・吸収するために分泌物を出す。**

唾液腺や肝臓・膵臓など。

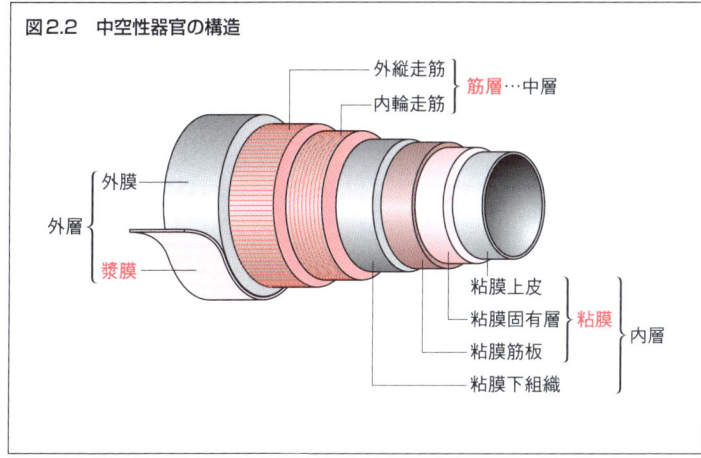

図2.2 中空性器官の構造

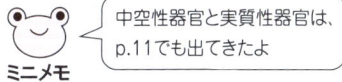

中空性器官と実質性器官は、p.11でも出てきたよ

1. 消化管と消化腺

② 口腔

◆歯は、エナメル質、象牙質、セメント質、歯髄から構成される。

エナメル質は歯冠部、象牙質は歯髄腔の外周、セメント質は歯根部、歯髄は歯髄腔内。歯の硬さは、エナメル質、象牙質、セメント質の順。

◆歯の本数は、乳歯20本、永久歯32本である。

◆舌には、粘膜の隆起または小突起があり、舌乳頭といわれる。

舌乳頭には、糸状乳頭・茸状乳頭・葉状乳頭・有郭乳頭の4種類がある。茸状乳頭と葉状乳頭と有郭乳頭には、味細胞をもつ味蕾がある(p.174)。

◆口腔内には、唾液腺の導管の開口部がある。

大唾液腺として、耳下腺、顎下腺、舌下腺の3種がある。それらの導管である耳下腺管の開口部は耳下腺乳頭であり、顎下腺管と舌下腺管の開口部は舌下小丘である。

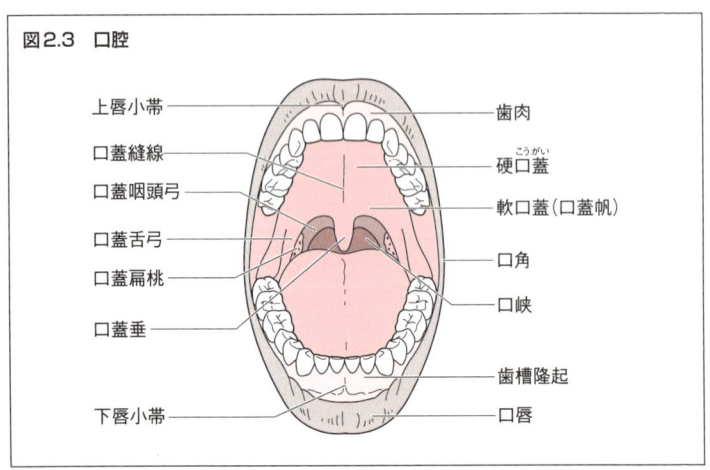

図2.3 口腔

ミニメモ：口の中の上側、天井の部分を口蓋といいます。口蓋の1番奥で垂れ下がっている部分を、口蓋垂と呼びます。いわゆる「のどちんこ」ですね

図2.4 舌の上面

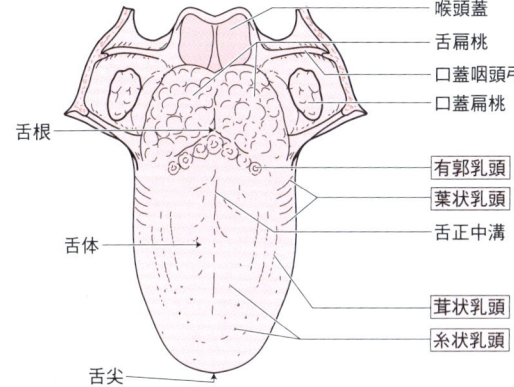

MEMO　4種の舌乳頭

糸状乳頭：角化していて、白く見え、密生している
茸状乳頭：散在している赤い点々
葉状乳頭：舌の縁の奥のほうに、平行して並ぶ高まり
有郭乳頭：舌の根っこ付近にV字型の溝があり、溝の前にある10数個の円形台状のもの
　なお、舌乳頭のうち、角化している糸状乳頭を除いた、茸状乳頭、葉状乳頭、有郭乳頭には、味蕾が存在する

図2.5 舌の下面

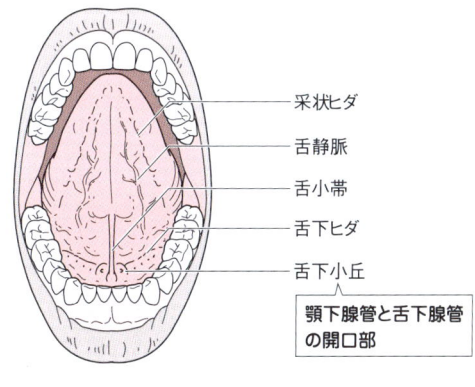

③ 咽頭と食道

◆**咽頭は、鼻部、口部、喉頭部に区分される。**

咽頭鼻部(上咽頭):両外側壁に耳管咽頭口が開口。後壁上部に咽頭扁桃がある。
咽頭口部(中咽頭):嚥下の際に口蓋帆が緊張し、鼻部と口部を遮断する。
咽頭喉頭部(下咽頭):前壁には喉頭口があり喉頭腔に通じる(p.34参照)。

図2.6　咽頭

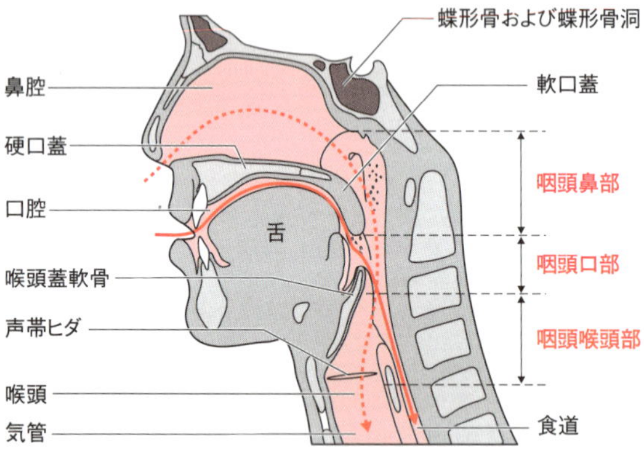

蝶形骨および蝶形骨洞
鼻腔
硬口蓋
口腔
舌
喉頭蓋軟骨
声帯ヒダ
喉頭
気管
軟口蓋
咽頭鼻部
咽頭口部
咽頭喉頭部
食道

> **メモ** ワルダイエル咽頭輪
>
> 咽頭鼻部口部を輪状に取り囲み、口蓋扁桃、舌扁桃などのリンパ組織が発達している。

◆**食道は、咽頭に続き、頸部、胸部を下行し、横隔膜を貫通して胃に続く、長さ約25cmの管である。**

管壁は3層より構成される(p.11　図1.10参照)。

◆**食道には3か所の狭窄部がある。**

①**起始部**:第6頸椎位
②**気管分岐部**:第4〜5胸椎位
③**横隔膜貫通部**:第10胸椎位

図2.7 食道

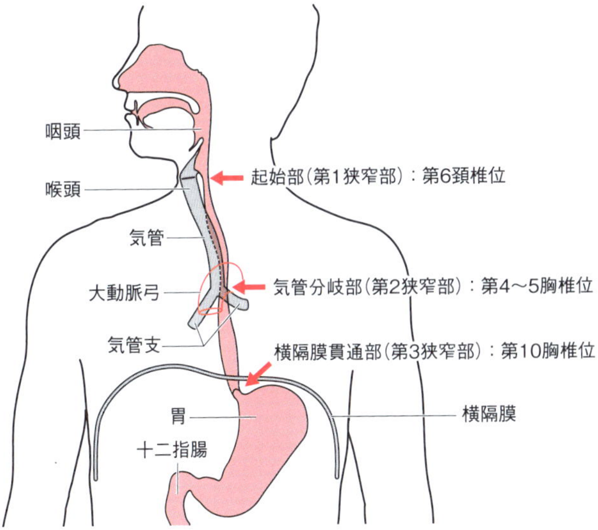

- 咽頭
- 喉頭
- 気管
- 大動脈弓
- 気管支
- 胃
- 十二指腸
- 起始部（第1狭窄部）：第6頸椎位
- 気管分岐部（第2狭窄部）：第4〜5胸椎位
- 横隔膜貫通部（第3狭窄部）：第10胸椎位
- 横隔膜

ミニメモ　食道の狭窄部は、食道が他の器官と交差したり、貫通したりしている部分だね。

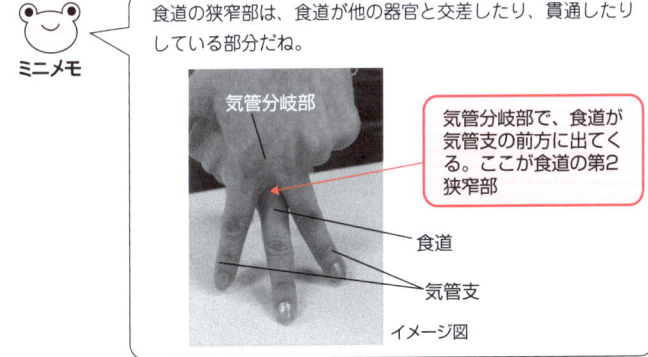

気管分岐部で、食道が気管支の前方に出てくる。ここが食道の第2狭窄部

イメージ図

3. 咽頭と食道

④ 胃・小腸・大腸

【胃】

◆**胃壁は内側から粘膜、筋層、漿膜の3層からなる。**

粘膜：多数のヒダ（粘膜ヒダ）が見られる。胃小窩という小さなくぼみがあり、胃液を分泌する胃腺を構成している。

筋層：内斜走筋、中輪走筋、外縦走筋の3層の平滑筋からなる。幽門での中輪走筋は発達し、幽門括約筋となり幽門弁をつくる。

漿膜：腹膜の続きで、小弯では小網に、大弯では大網に続く。

◆**胃腺からは、粘液や胃液が分泌される。**

噴門腺と幽門腺：粘液を分泌。

固有胃腺：単に胃腺ともいい胃液を分泌。主細胞で、ペプシノゲンを分泌し、傍（壁）細胞で、塩酸（胃酸）を分泌。副細胞は粘液を分泌。

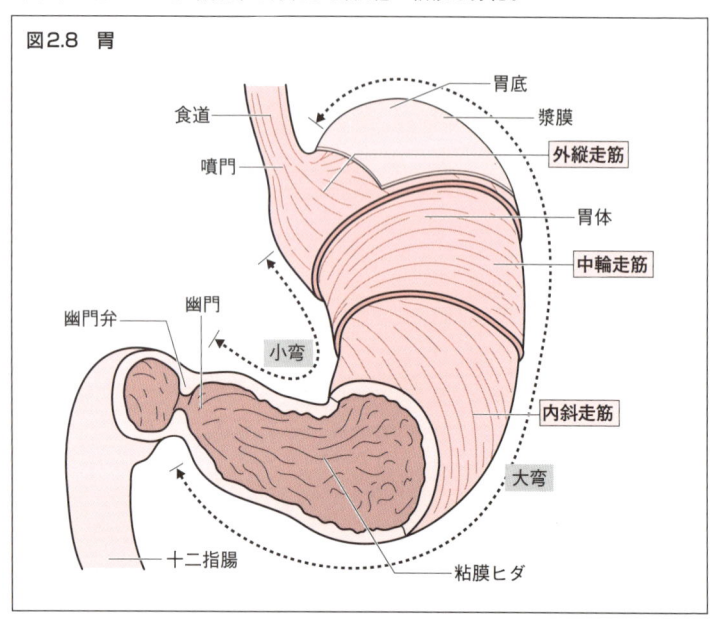

図2.8　胃

【小腸】

◆**小腸は、胃の幽門に続き、大腸につながる6～7ｍの管状の器官である。**

十二指腸、空腸、回腸に区分される。(p.14 図2.1参照)

◆**十二指腸は、第1腰椎右前で幽門に続き、Ｃ字型に弯曲し、第2腰椎左で空腸に移行する。**

長さは25～30cm、およそ12横指ある。内側壁には大十二指腸乳頭（ファーター乳頭）がみられる。大十二指腸乳頭は、総胆管と膵管の開口部である。(p.27 図2.17参照)

◆**十二指腸から盲腸に連なるまでの、始めの約2/5が空腸で、残り3/5が回腸である。**

空腸と回腸の間に明確な境はない。

◆**小腸と大腸の移行部である回盲部は直角に交わっている。**

内部には回盲弁があり、大腸内容の逆流を防いでいる。

◆**【小腸の構造】　内側から外へ、粘膜・筋層・漿膜の3層からなる。**

◆**粘膜には輪状ヒダがあり、粘膜表面には、小突起の腸絨毛がある。**

腸絨毛内の毛細血管および乳ビ管（毛細リンパ管）中に、消化した栄養物を吸収する。

粘膜には孤立リンパ小節が散在。多数集まった部位をパイエル板（集合リンパ小節）といい、回腸下部に多くみられる。

◆**【小腸の消化】　小腸の分泌腺には、十二指腸腺と腸腺がある。**

十二指腸腺（ブルンネル腺）は、アルカリ性粘液を分泌。腸腺（リーベルキューン腺）は、腸液を分泌。

【大腸】

◆**大腸は、小腸に続く消化管の終末部で、全長約1.5ｍある。**

腹腔のまわりを取り囲むように走り、骨盤腔内を通り骨盤底を貫いて肛門として終わる。盲腸、結腸、直腸に区分される。

◆**大腸も小腸と似て、粘膜・筋層・漿膜の3層構造であるが、粘膜に絨毛はなく、腸腺が多数存在する。筋層は内輪・外縦の2層構造。**

◆**【結腸】　腸壁の縦走筋の肥厚部を結腸ヒモといい、3本ある。**

結腸ヒモに沿って内部に脂肪を入れた腹膜垂が散在する。外方への膨出を結腸膨起といい、内腔には結腸半月ヒダが形成される。

図2.9　小腸の粘膜

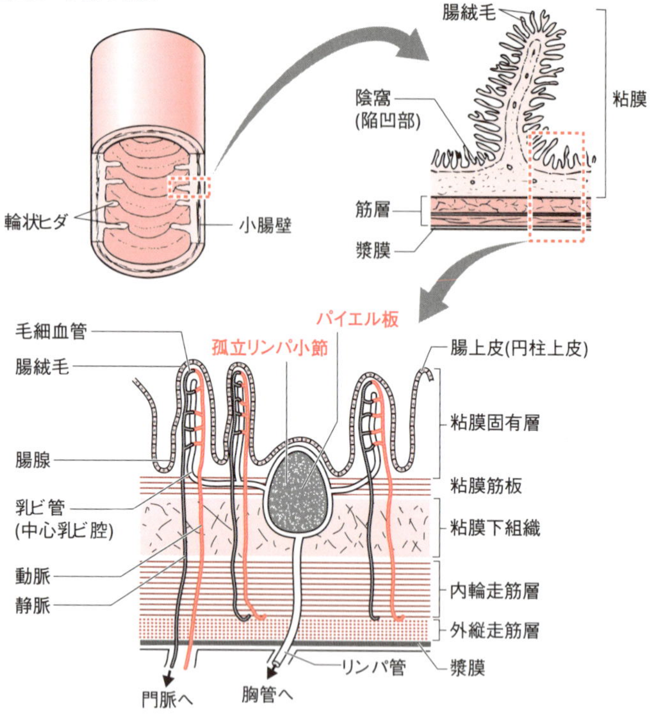

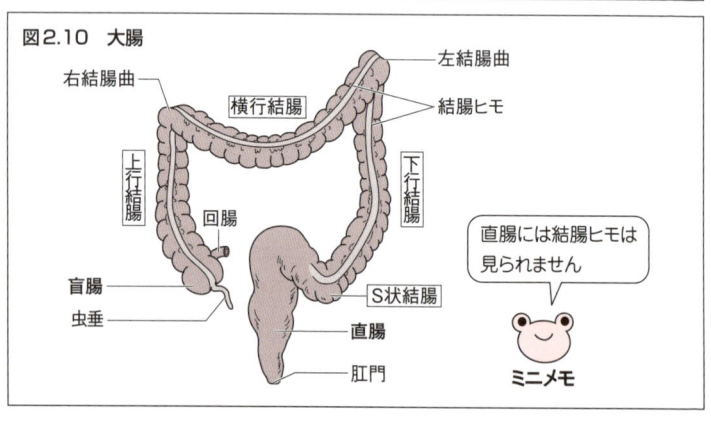

図2.10　大腸

直腸には結腸ヒモは見られません

ミニメモ

図2.11 回盲部

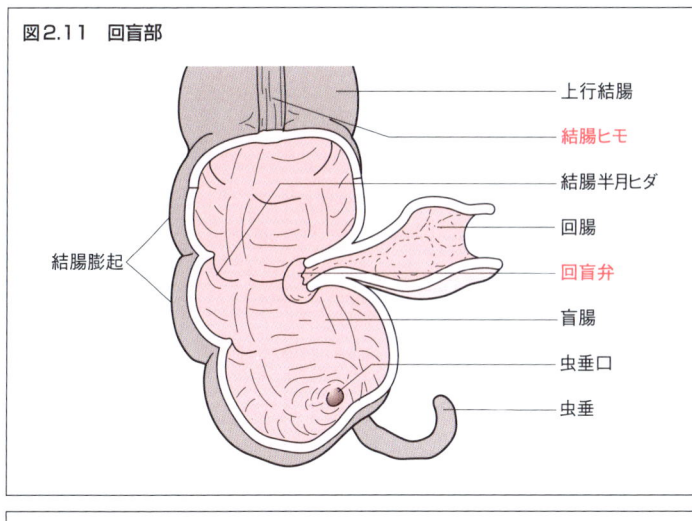

- 上行結腸
- 結腸ヒモ
- 結腸半月ヒダ
- 回腸
- 回盲弁
- 盲腸
- 虫垂口
- 虫垂
- 結腸膨起

図2.12 直腸

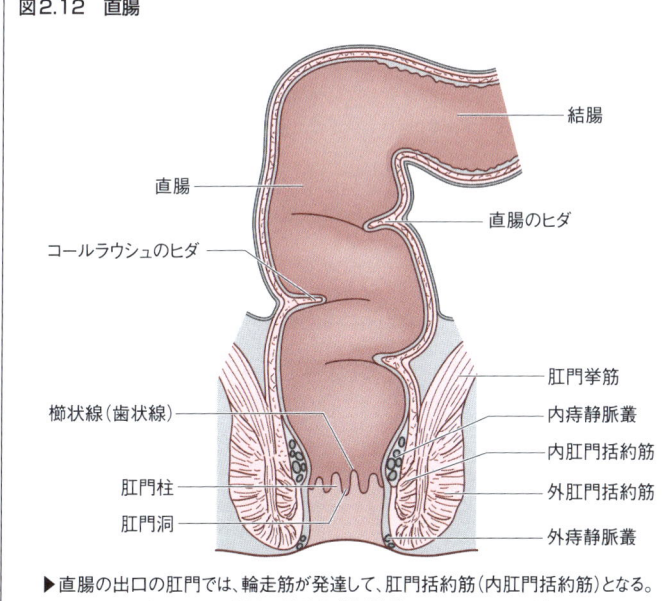

- 結腸
- 直腸
- 直腸のヒダ
- コールラウシュのヒダ
- 肛門挙筋
- 櫛状線（歯状線）
- 内痔静脈叢
- 内肛門括約筋
- 肛門柱
- 外肛門括約筋
- 肛門洞
- 外痔静脈叢

▶直腸の出口の肛門では、輪走筋が発達して、肛門括約筋（内肛門括約筋）となる。
外肛門括約筋は、肛門挙筋の筋線維（横紋筋）からなり、肛門を輪状に取り囲む。

❺ 肝臓と膵臓

【肝臓】

◆**肝臓は、肝鎌状間膜によって右葉と左葉とに分けられる。**

肝臓を下面から見ると、左右両葉にはさまれた位置に、尾状葉と方形葉とが見られる。

◆**肝臓の下面で4葉に挟まれた部分を肝門という。**

肝門には、固有肝動脈、門脈、左右肝管、リンパ管、神経が出入りする。なお、肝静脈は通らない。

◆**肝臓は直径1〜2mmの六角柱状をした肝小葉の集まりである。**

肝細胞は一定の配列をもって積み重なって肝小葉を形成している。肝小葉の中心には、中心静脈が流れている。また、肝細胞のそれぞれの角には、小葉間動脈、小葉間静脈、小葉間胆管が3本集まり、1つの組をつくる。

◆**小葉間動脈は固有肝動脈の枝、小葉間静脈は門脈の枝で中心静脈に注ぐ。**

各肝小葉の中心静脈は合流して肝静脈に注ぐ。

◆**小葉間胆管は、胆汁を運ぶ導管で肝管に集まる。**

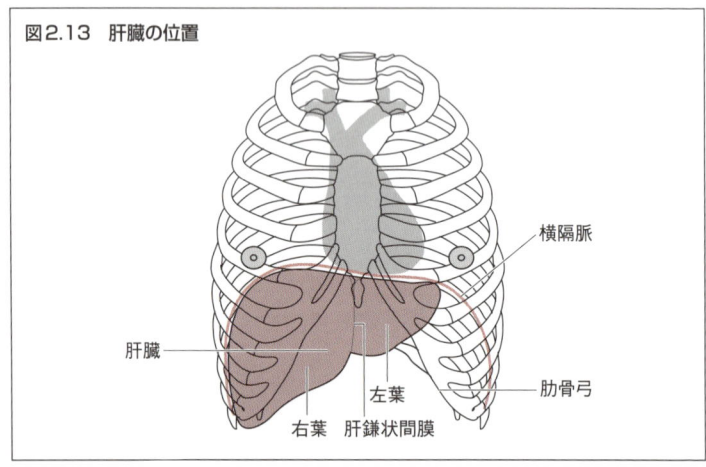

図2.13 肝臓の位置

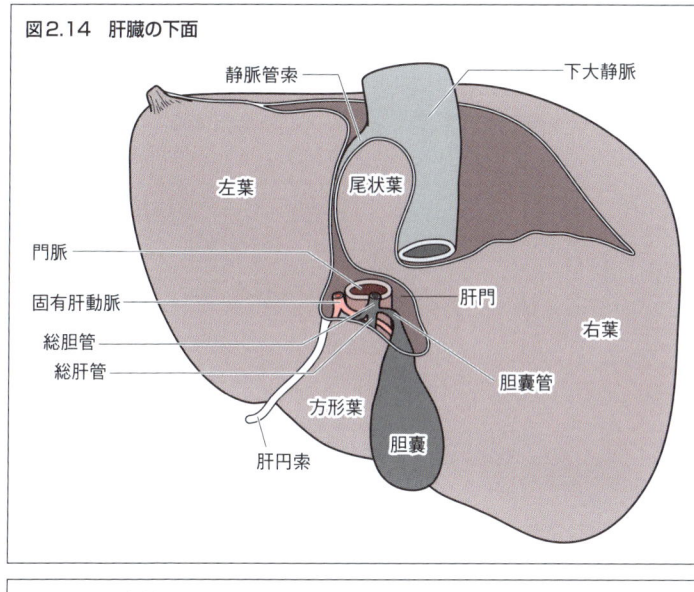

図2.14 肝臓の下面

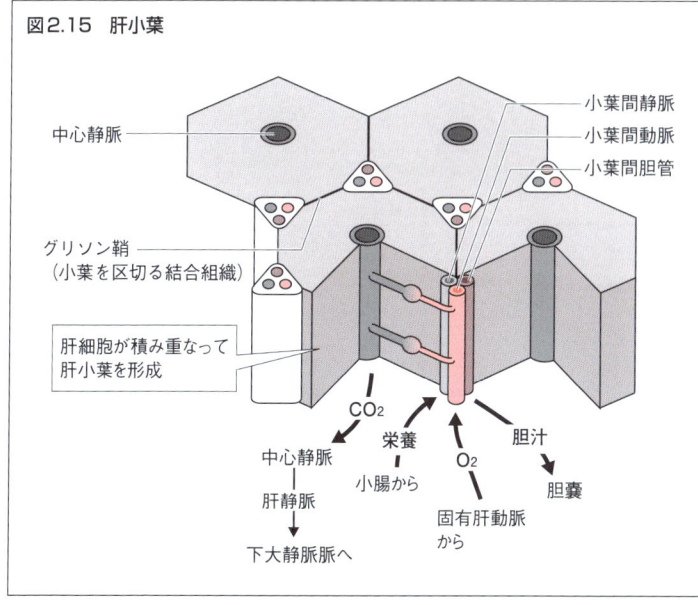

図2.15 肝小葉

5．肝臓と膵臓

◆**肝管は、胆汁輸送をする管である。**

肝臓は胆汁を分泌し、その胆汁は小葉間胆管から肝管へ流れる。

肝管は、胆嚢からの胆嚢管と合流し、総胆管となって十二指腸に注ぐ。

◆**胆嚢は、胆汁を貯える「なす」の形をしたふくろ(嚢)である。**

肝臓の下面についている。

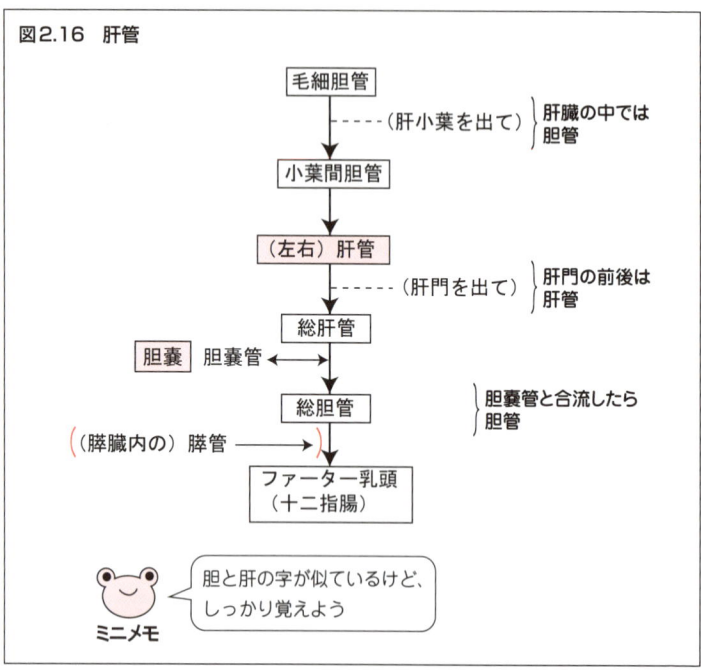

図2.16　肝管

ミニメモ：胆と肝の字が似ているけど、しっかり覚えよう

メモ　肝臓の働き

1. 物質代謝
   ① 糖代謝、グリコーゲンの生成あるいは処理
   ② タンパク代謝、アルブミンの生成とアミノ酸の処理
   ③ 脂質代謝
   ④ ホルモンの不活性化作用
2. 胆汁の生成
3. 解毒作用
4. 血液凝固への関与
5. 造血・壊血作用
6. 血液の貯蔵
7. 水代謝の調節
8. ビタミンの貯蔵

【膵臓】

◆**膵臓の右端は十二指腸の弯曲部にはまり膵頭といい、ここから胃の後面を右から左に走る部分を膵体、左端は細く脾臓に接し膵尾という。**

膵臓は、第1と第2腰椎の前に横たわり、腹膜腔の後ろにあり、後腹壁に接する。

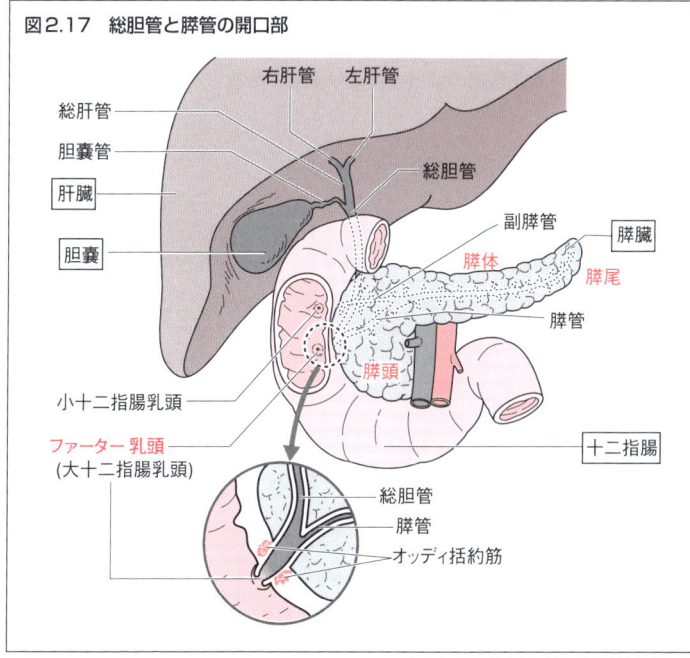

図2.17 総胆管と膵管の開口部

pick up　ファーター乳頭

大十二指腸乳頭ともいう。十二指腸の内側壁にあり、総胆管（胆汁の流出）と膵管（膵液の流出）の開口部となっている。小十二指腸乳頭という開口部もあり、こちらは、副膵管が注ぐ。

❻ 腹膜

◆**腹膜は、膜と膜の間に漿液を入れて、臓器の運動による器官と体壁および各器官相互間の摩擦を防止している。**

腹膜は漿膜よりなり、<u>壁側腹膜</u>と<u>臓側腹膜</u>とが区別される。両者の間は腔（漿膜腔）となっていて、これを**腹膜腔**という。壁側腹膜は、腹腔壁の全内表面を覆い、全体として大きな腹膜腔を作っている。

◆**腹膜後器官は、腹膜後壁の壁側腹膜より後ろにある。**

十二指腸、膵臓、腎臓、副腎、尿管、腹大動脈、下大静脈、胸管、交感神経幹などがある。

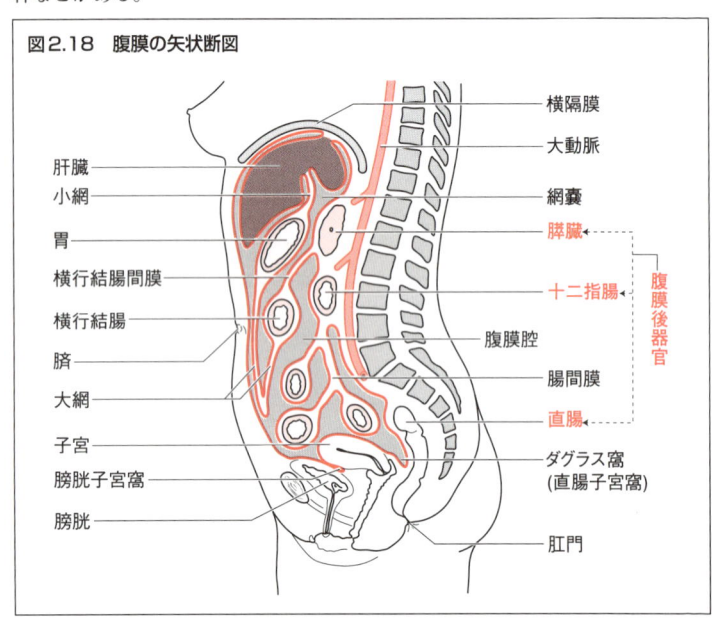

図2.18 腹膜の矢状断図

図2.19　腹膜の横断面

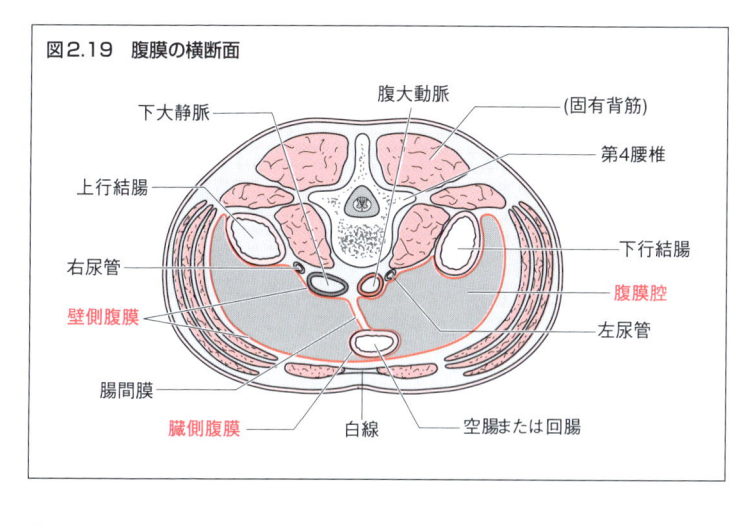

ラベル: 下大静脈、腹大動脈、(固有背筋)、第4腰椎、上行結腸、下行結腸、右尿管、腹膜腔、壁側腹膜、左尿管、腸間膜、臓側腹膜、白線、空腸または回腸

◆**間膜とは、腹膜が折れ返って2枚が合わさった状態を呼ぶ。**

腸間膜：空腸と回腸をくるんで折れ返り、2枚となって合わさる。

結腸間膜：結腸のうち、横行結腸とS状結腸をくるんで折れ返り、2枚となって合わさる。

その他、2枚ないし4枚が合わさっている：肝鎌状間膜、小網、大網、三角間膜、虫垂間膜、子宮広間膜、卵管間膜、卵巣間膜、肝十二指腸間膜、肝胃間膜

ミニメモ　次はコラムです

6．腹膜

column　よだれ（涎）とつば（唾）

　涎と唾、どちらも唾液です。しかし、使い分けされています。
『うまそうでヨダレが出る。ヨダレを垂らす』
『怒ってツバを吐きかける。あの子、欲しいお菓子にツバを付けている』
　電車の座席に座って口を開けているおじさん、口の端からヨダレが垂れています。授業中に臥せって居眠りをしている学生さん、机の上にヨダレで湖がつくられています。これらのヨダレは、糸を引いて粘っこい感じですね。
　ですが、ペッ、ペッと吐き掛けるツバは、さらさらした水っぽい感じです。
　からだから出る液体には、粘り気のある粘液性の液体と、粘り気はあまり無くさらさらした感じの漿液性の液体があります。
　「粘」と「漿」。膜にも同じような違いがあり、鼻の中の鼻粘膜とか、口腔粘膜とか、胃粘膜など、管や腔所の内面をおおう柔らかく湿っている粘膜と、胃や腸の外側をおおって他との摩擦を防いでいる腹膜や胸膜と呼ばれる漿膜とがあります。
　からだから出る液体である唾液にも、漿液性と粘液性といった違いがあるのです。つまり、さらさらした水っぽい感じのツバは、漿液性ですが、糸を引いて粘り気のあるヨダレは粘液性の唾液と言えます。
　分泌する唾液腺によって、その違いが出てきます。
　大唾液腺には、耳下腺と舌下腺と顎下腺とがありました。
　耳下腺はその導管が口腔前庭に開口していて、漿液性の唾液を分泌し頬粘膜と歯や歯茎との間のすべりを良くしています。舌下腺と顎下腺は舌の付け根の舌下小丘に導管が開口していて、固有口腔内に粘液性が混じった粘り気のある唾液を分泌し、食べたものに湿り気を与え食塊となるように働いています。
　これら唾液腺を支配している副交感神経は、脳神経に含まれています。
　耳下腺と舌下腺と顎下腺は、分泌する唾液の性状と同じように、支配している脳神経も異なっています。すなわち、耳下腺は舌咽神経によって支配されていますが、舌下腺と顎下腺は顔面神経によって支配されているのです。

chapter 3

呼吸器系

① 鼻腔(びくう)

◆**鼻腔を左右に分ける壁を、鼻中隔(びちゅうかく)という。**

鼻中隔によって、鼻の空気の通り道(鼻道)が2本になっている。
鼻中隔は、篩骨(しこつ)の垂直板、鋤骨(じょこつ)・鼻中隔軟骨よりなる。

◆**鼻腔は、外鼻孔より始まり、後鼻孔により、咽頭腔に通じている。**

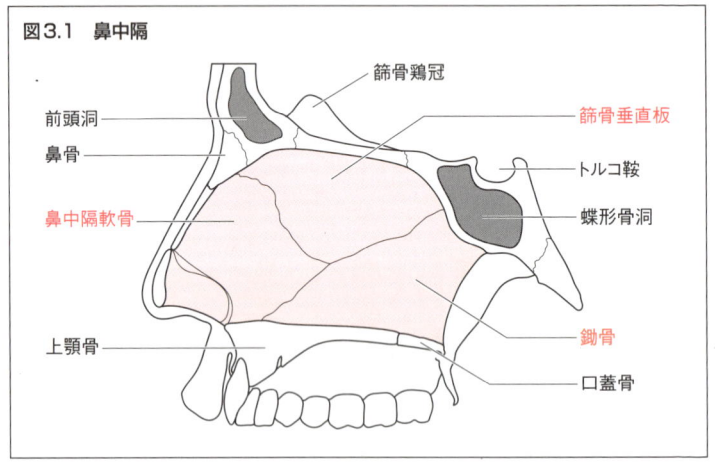

鼻中隔は、鼻腔の奥、後ろで終わっている。咽頭は2つには分かれていない。

図3.1 鼻中隔

- 篩骨鶏冠
- 前頭洞
- 鼻骨
- 篩骨垂直板
- トルコ鞍
- 鼻中隔軟骨
- 蝶形骨洞
- 上顎骨
- 鋤骨
- 口蓋骨

◆**副鼻腔は、鼻腔周囲の骨中にある空洞のことで、鼻腔と交通している。**

上鼻道と中鼻道には、副鼻腔が開口。下鼻道には、鼻涙管が開口する。

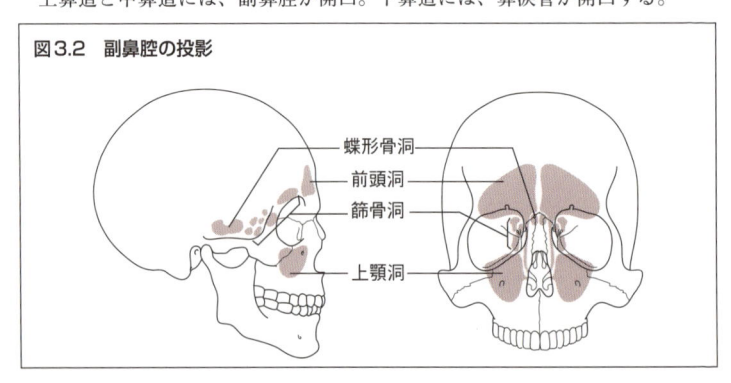

図3.2 副鼻腔の投影

- 蝶形骨洞
- 前頭洞
- 篩骨洞
- 上顎洞

◆**鼻腔の外壁から、障害物のように上・中・下と出っ張りが突き出している。
これを甲介という。**

それぞれ上鼻甲介・中鼻甲介・下鼻甲介という。その間の鼻道を上鼻道・中鼻道・下鼻道という。

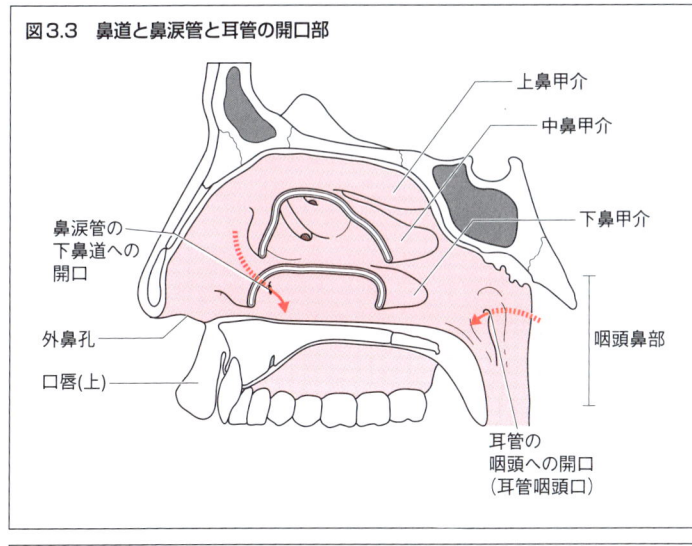

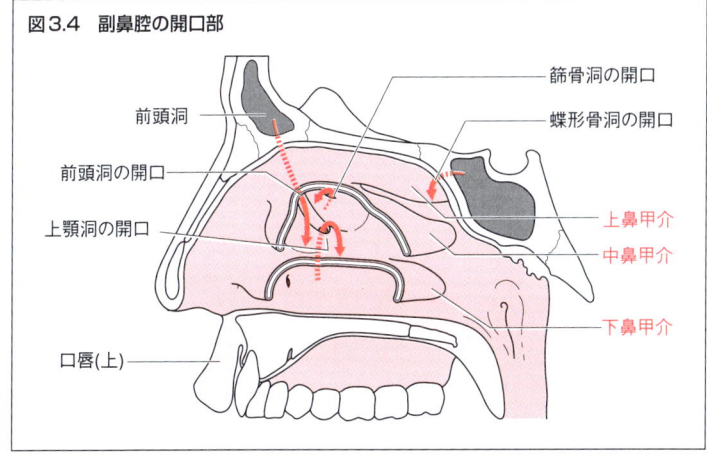

図3.3　鼻道と鼻涙管と耳管の開口部

- 上鼻甲介
- 中鼻甲介
- 下鼻甲介
- 鼻涙管の下鼻道への開口
- 外鼻孔
- 口唇(上)
- 咽頭鼻部
- 耳管の咽頭への開口（耳管咽頭口）

図3.4　副鼻腔の開口部

- 篩骨洞の開口
- 蝶形骨洞の開口
- 前頭洞
- 前頭洞の開口
- 上顎洞の開口
- 上鼻甲介
- 中鼻甲介
- 下鼻甲介
- 口唇(上)

1．鼻腔

② 喉頭・気管・気管支・肺

【喉頭】

◆喉頭口に始まり、気管に続く内腔を**喉頭腔**という。

　喉頭腔は3つの部分に分かれる。すなわち、喉頭前庭（前庭ヒダより上）、喉頭室（前庭ヒダと声帯ヒダの間）、声門下腔（声帯ヒダより下）である。

◆喉頭の壁は、**喉頭軟骨、靱帯、喉頭筋、粘膜**からなる。

◆**声帯ヒダと声門裂を合わせたものを声門**という。

　声帯ヒダを単に声帯ともいう。

> **pick up** 喉 頭 軟 骨
>
> ①甲状軟骨……成人男性で突出した甲状軟骨を喉頭隆起という。「のどぼとけ」のこと。
> ②輪状軟骨
> ③披裂軟骨
> ④喉頭蓋軟骨

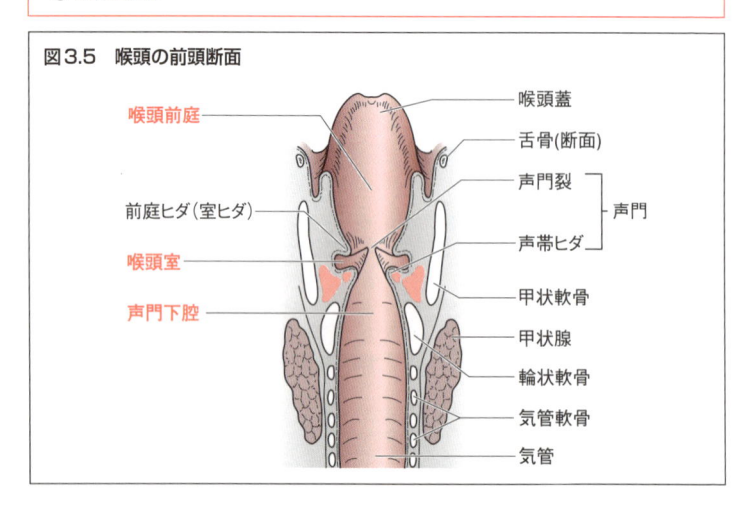

図3.5　喉頭の前頭断面

（喉頭前庭、前庭ヒダ（室ヒダ）、喉頭室、声門下腔／喉頭蓋、舌骨(断面)、声門裂、声帯ヒダ、声門、甲状軟骨、甲状腺、輪状軟骨、気管軟骨、気管）

【気管・気管支】

◆**気管は、喉頭に続き、左右の気管支に分かれるまでの約10cmの管。**

第6頸椎に始まり、第4〜5胸椎の前で分岐する。ここを気管分岐部という。

◆**気管支には構造上、左右差がある。右気管支は、太く・短く・急傾斜である。**

傾斜の角度は、右―25度、左―45度である。

◆**気管および気管支は、多数の馬蹄形の軟骨輪（気管軟骨、気管支軟骨）からなる。**

後壁は軟骨を欠き、膜性壁とよばれ、平滑筋の層を含む。膜性壁の後方を食道が下行している。

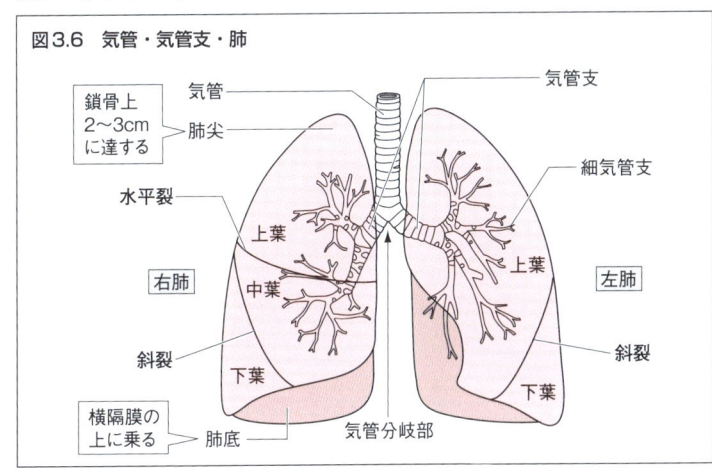

図3.6　気管・気管支・肺

- 鎖骨上2〜3cmに達する
- 気管
- 気管支
- 肺尖
- 細気管支
- 水平裂
- 上葉
- 上葉
- 右肺
- 中葉
- 左肺
- 斜裂
- 斜裂
- 下葉
- 下葉
- 横隔膜の上に乗る
- 肺底
- 気管分岐部

【肺】

◆**右肺は、水平裂と斜裂により上・中・下葉を、左肺は、斜裂により上・下葉を分ける。**

右肺は3葉、左肺は2葉である。左肺は、右肺よりやや小さい。それは左に偏って入っている心臓によって、スペースが少なくなっているから。

メモ　肺内での気管支の分岐

気管支（肺門）―葉気管支―区気管支―気管支枝―小葉間細気管支―終末細気管支―呼吸細気管支―肺胞管―肺胞嚢―肺胞

図3.7 肺の内側面

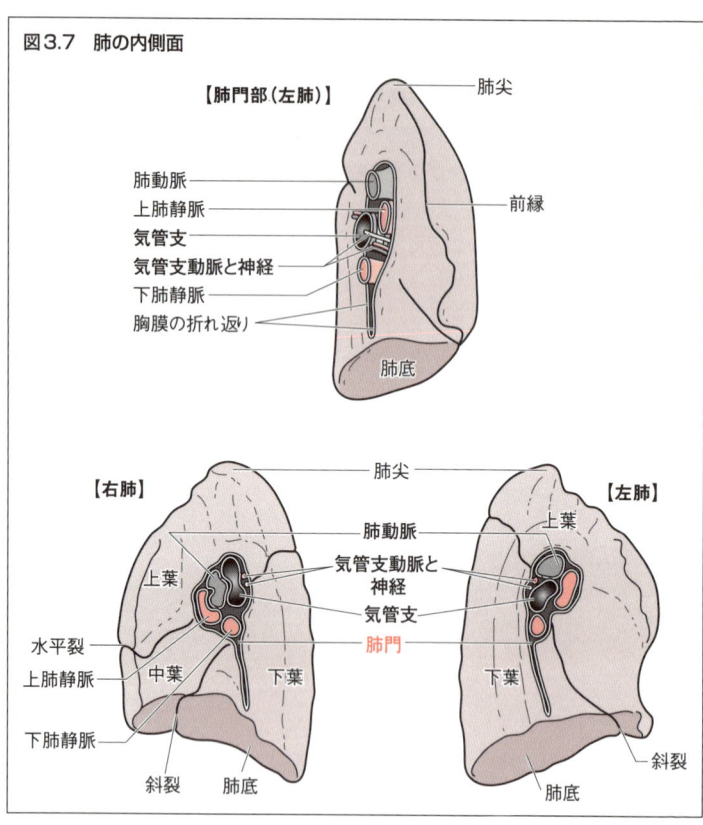

【肺門部（左肺）】
- 肺尖
- 肺動脈
- 上肺静脈
- 気管支
- 気管支動脈と神経
- 下肺静脈
- 胸膜の折れ返り
- 前縁
- 肺底

【右肺】／【左肺】
- 肺尖
- 肺動脈
- 気管支動脈と神経
- 気管支
- 上葉
- 水平裂
- 上肺静脈
- 下肺静脈
- 中葉
- 下葉
- 斜裂
- 肺底
- 肺門

図3.8 肺の構造（肺小葉）
- 細気管支
- 肺静脈
- 肺動脈
- 肺胞管
- 毛細血管網
- 肺胞

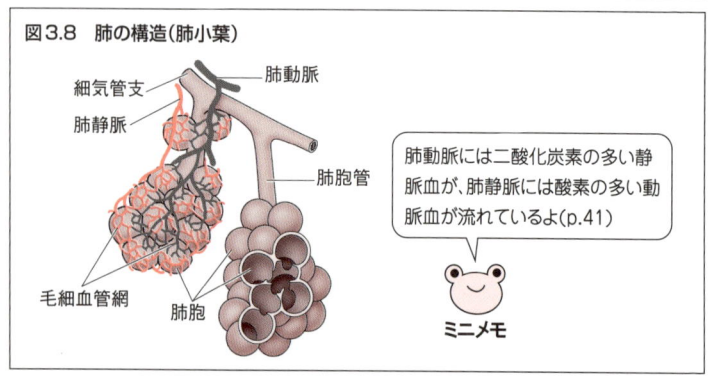

> 肺動脈には二酸化炭素の多い静脈血が、肺静脈には酸素の多い動脈血が流れているよ(p.41)
>
> ミニメモ

③ 胸膜と縦隔

◆胸膜は2枚の漿膜からなる。2枚の漿膜の間は胸膜腔となり、少量の漿液を分泌して、肺の拡張・収縮による肺と胸壁との摩擦を防いでいる。

胸膜は、肺を直接包む肺胸膜とそれが肺門部で折れ返り胸腔内壁に密着する壁側胸膜の2枚からなる。

◆壁側胸膜は、胸腔の内面を覆う部分である。

3つの部(肋骨胸膜、横隔胸膜、縦隔胸膜)に分かれる。

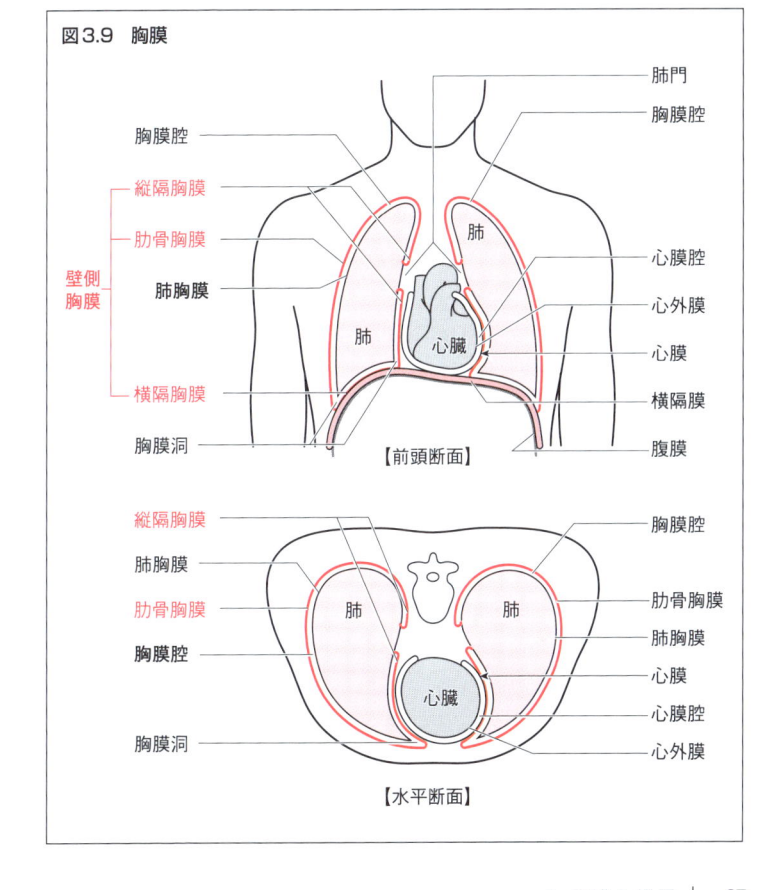

図3.9 胸膜

【前頭断面】

壁側胸膜：縦隔胸膜、肋骨胸膜、横隔胸膜
肺胸膜
胸膜腔
胸膜洞
肺門
心膜腔
心外膜
心膜
横隔膜
腹膜

【水平断面】

縦隔胸膜
肺胸膜
肋骨胸膜
胸膜腔
胸膜洞
胸膜腔
肋骨胸膜
肺胸膜
心膜
心膜腔
心外膜

3．胸膜と縦隔　37

◆左右の肺に挟まれた胸腔の正中部を縦隔という。

縦隔は上部と下部に区分され、下部は前部、中部、後部の3部からなる。

縦隔内の器官と、縦隔の構造は、以下の表のとおりである。

表

【縦隔の器官】：心臓・気管・気管支・食道・大動脈・肺動脈・肺静脈・上大静脈・下大静脈・奇静脈・半奇静脈・胸管・迷走神経・横隔神経・胸腺

【縦隔の構造】
　　　　前(壁)：胸骨
　　　　後(壁)：胸椎(脊柱)
　　　　左右(両壁)：縦隔胸膜(または左右の肺)
　　　　下(壁)：横隔膜
　　　　上方：開放(胸郭上口)

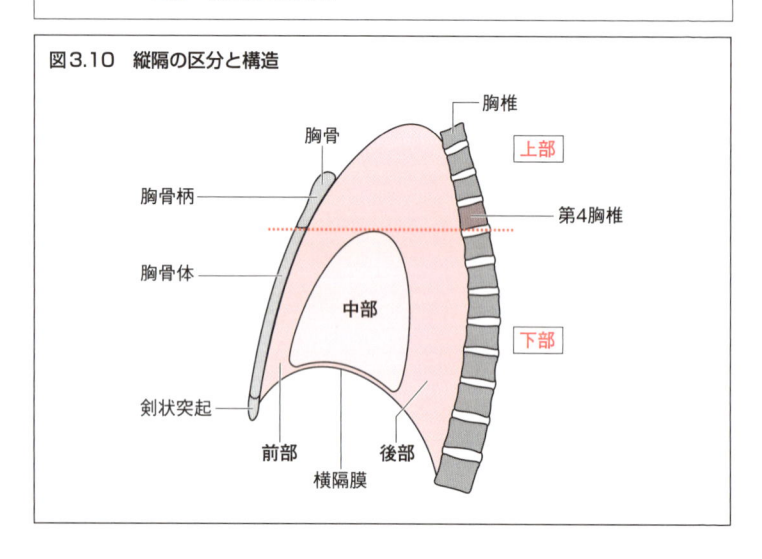

図3.10　縦隔の区分と構造

chapter 4

循環器系

❶ 血管系

◆**血管壁は、①内膜、②中膜、③外膜の3層からなる。**

①内膜は、内皮細胞と結合組織からなる。②中膜は平滑筋、③外膜は結合組織からなる。

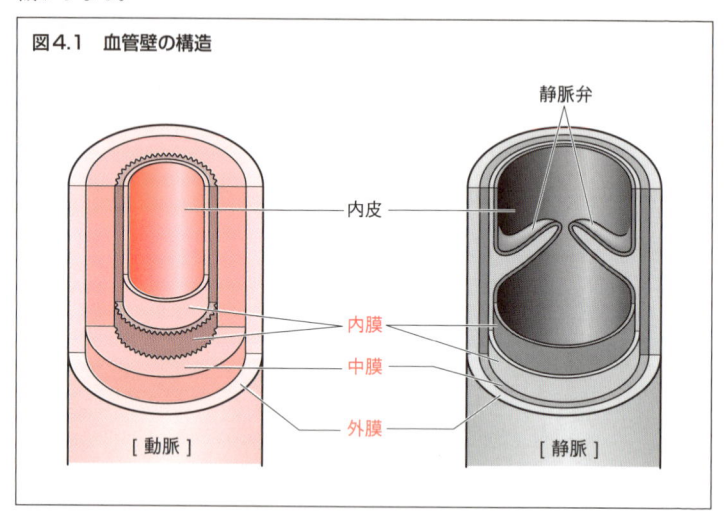

図4.1 血管壁の構造

[動脈] — 内皮、内膜、中膜、外膜
[静脈] — 静脈弁

◆**心臓から見た血流の方向で、動脈・静脈と名付けられる。**

心臓から出た血液を通す管が動脈。心臓へ戻る血液を通す管が静脈である。

◆**毛細血管は、細動脈と細静脈を結ぶ網目状の最も細い血管。**

直径5～20μm*、壁を透過して物質交換を行う。

＊1μm = 1/1000mm

ミニメモ：動脈の中膜（平滑筋層）は厚みがありますね。
静脈の静脈弁は血液の逆流を防止します。

図4.2 動脈・静脈・毛細血管

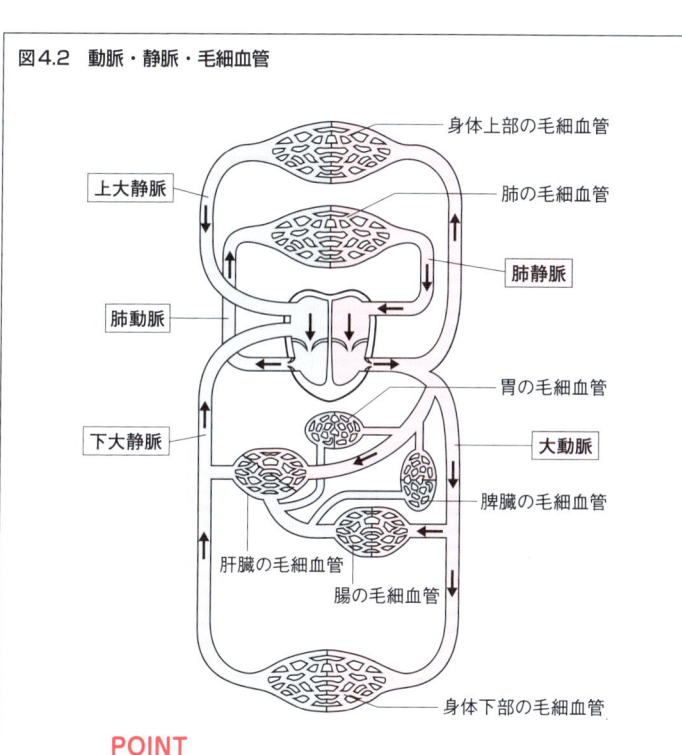

- 身体上部の毛細血管
- 上大静脈
- 肺の毛細血管
- **肺静脈**
- **肺動脈**
- 胃の毛細血管
- 下大静脈
- **大動脈**
- 脾臓の毛細血管
- 肝臓の毛細血管
- 腸の毛細血管
- 身体下部の毛細血管

POINT
肺動脈は静脈血が流れる。肺静脈は動脈血が流れる。

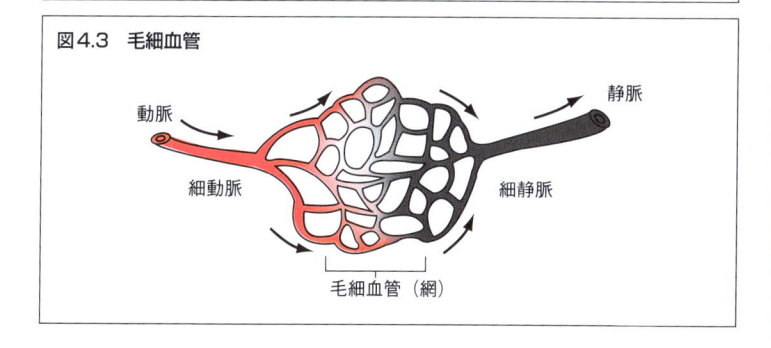

図4.3 毛細血管

- 動脈
- 細動脈
- 毛細血管（網）
- 細静脈
- 静脈

1.血管系

❷ 心臓（1） ～心臓の位置と構造

◆**心臓は胸腔内で左右の肺に挟まれ、横隔膜の上にある。**

2/3は正中線より左に偏っており、心軸は、右上後部から左下前部に走る。

◆**心臓は、上部の心房と下部の心室に分けられている。**

心房は静脈が入り、心室は動脈の出る部屋である。心房は心房中隔、心室は心室中隔により、左右に分かれており、2心房2心室からなる。

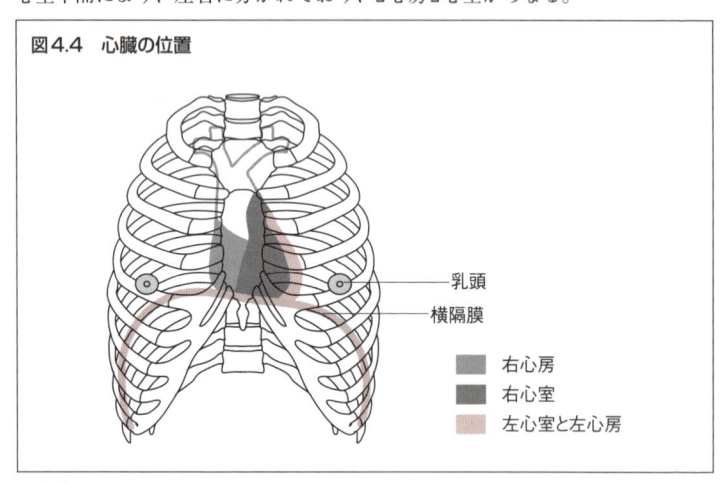

図4.4　心臓の位置

乳頭
横隔膜

■ 右心房
■ 右心室
■ 左心室と左心房

メモ　心尖拍動の位置

左心室の尖端を心尖といい、左第5肋間隙で、乳頭線よりやや内側にて拍動が触れる。

◆**右心房に上大静脈・下大静脈・冠状静脈洞が入る。右心室から肺動脈が出る。左心房に肺静脈が入る。左心室から大動脈が出る。**

POINT　心臓に出入りする血管

右心房に入る血管：上大静脈・下大静脈・冠状静脈洞…静脈血
右心室から出る血管：肺動脈（幹）…静脈血
左心房に入る血管：肺静脈（4本）…動脈血
左心室から出る血管：（上行）大動脈…動脈血

図4.5　心臓の内腔

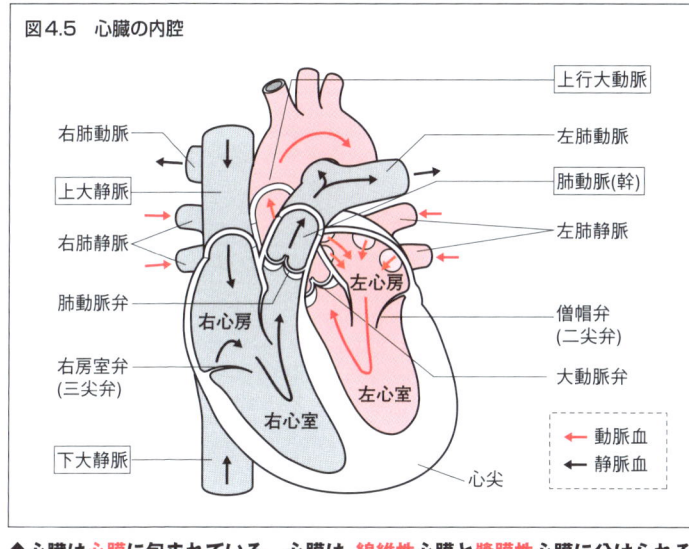

- 上行大動脈
- 右肺動脈
- 左肺動脈
- 肺動脈(幹)
- 上大静脈
- 右肺静脈
- 左肺静脈
- 肺動脈弁
- 左心房
- 右心房
- 僧帽弁（二尖弁）
- 右房室弁（三尖弁）
- 大動脈弁
- 左心室
- 右心室
- 下大静脈
- 心尖

← 動脈血
← 静脈血

◆**心臓は心膜に包まれている。心膜は、線維性心膜と漿膜性心膜に分けられる。心膜腔には漿液を入れている。**

　漿膜性心膜は、壁側板と臓側板（心外膜）の2層からなる。この2層の間は、腔所となり、心膜腔と呼ばれ、漿液が入っている。

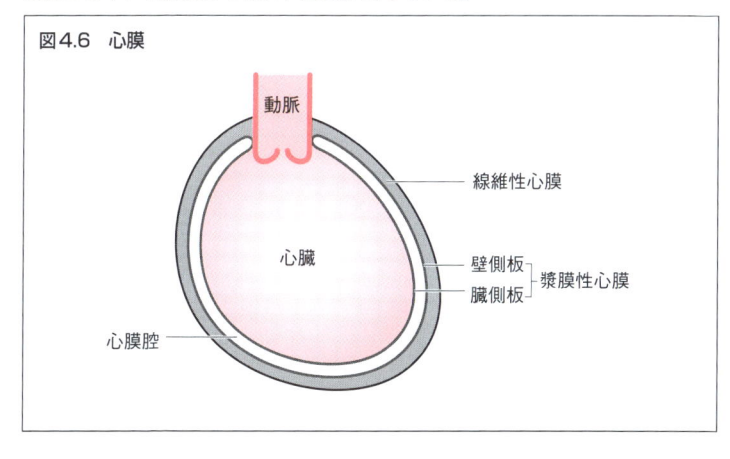

図4.6　心膜

- 動脈
- 線維性心膜
- 心臓
- 壁側板 ─ 漿膜性心膜
- 臓側板
- 心膜腔

2. 心臓（1）～心臓の位置と構造

❸ 心臓(2) 〜弁膜・脈管・神経

◆**心房と心室の間の口、および心室の血流の出口(動脈口)には弁がある。**

右房室口には、三尖弁。左房室口には僧帽弁(二尖弁)。肺動脈口(右心室)には肺動脈弁、大動脈口(左心室)には、大動脈弁がある。

◆**心房と心室の間の房室弁は、尖弁からなる。**

弁膜の縁に腱索が付着し、心室内にある乳頭筋に連結して、心房側への反転を防止している。

◆**心臓の栄養血管は、左右冠状動脈と、冠状静脈洞である。**

冠状動脈は、上行大動脈の基部から左右に出て、心臓壁に分布する。心臓の静脈は、冠状静脈洞に集められ、右心房に直接注ぐ。

◆**心臓は、自律神経が支配する。**

交感神経は、心臓の動きを促進する。副交感神経は、迷走神経の枝。心臓の動きを抑制する。

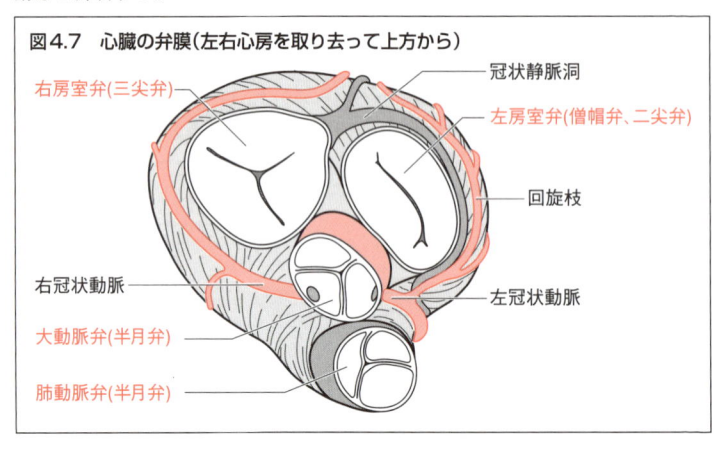

図4.7 心臓の弁膜(左右心房を取り去って上方から)

- 右房室弁(三尖弁)
- 冠状静脈洞
- 左房室弁(僧帽弁、二尖弁)
- 回旋枝
- 右冠状動脈
- 左冠状動脈
- 大動脈弁(半月弁)
- 肺動脈弁(半月弁)

> **pick up** 冠状動脈の分布

【右冠状動脈】 枝：後室間枝(左・右心室に枝を与えながら心尖に至る)
【左冠状動脈】 前枝：前室間枝(左右心室および心室中隔に分布する)
　　　　　　　後枝：回旋枝(左心房および左心室後部に分布する)

メモ 心臓の静脈

【冠状静脈洞に入る静脈】： ①大心(臓)静脈　　④中心(臓)静脈
　　　　　　　　　　　　　②左心室後静脈　　⑤小心(臓)静脈
　　　　　　　　　　　　　③左心房斜静脈
【直接右心房に開く静脈】： ①前心(臓)静脈
　　　　　　　　　　　　　②細小心(臓)静脈

◆**心房筋と心室筋を結合する神経のような働きをもつ特殊線維があり、この特殊心筋線維によって構成される経路を刺激伝導系という。**

　心筋の自動性の興奮は、右心房の洞房結節から始まる。

　洞結節または洞結節(右心房)→房室結節(田原結節)→ヒス束(房室束)→右脚と左脚→プルキンエ線維(左右心室の乳頭筋や心筋へ)

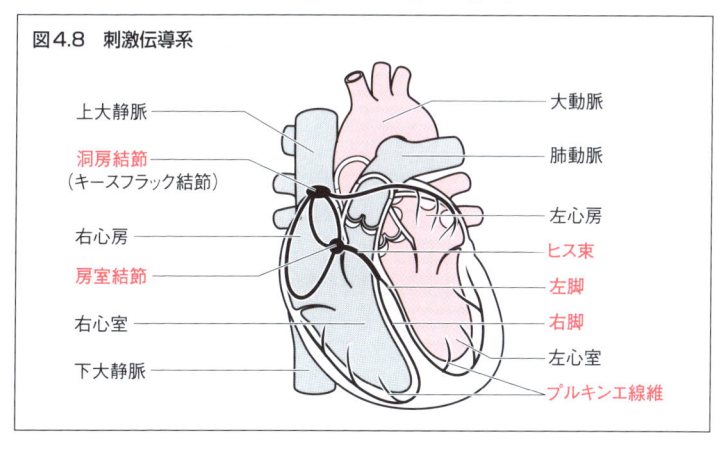

図4.8　刺激伝導系

- 上大静脈
- 洞房結節（キースフラック結節）
- 右心房
- 房室結節
- 右心室
- 下大静脈
- 大動脈
- 肺動脈
- 左心房
- ヒス束
- 左脚
- 右脚
- 左心室
- プルキンエ線維

❹ 動脈（1）〜血液の循環系

◆**全身の循環には、肺循環と体循環がある。**

肺循環：右心室→肺動脈→肺→肺静脈→左心房
体循環：左心室→大動脈→全身の器官、組織→上・下大静脈→右心房

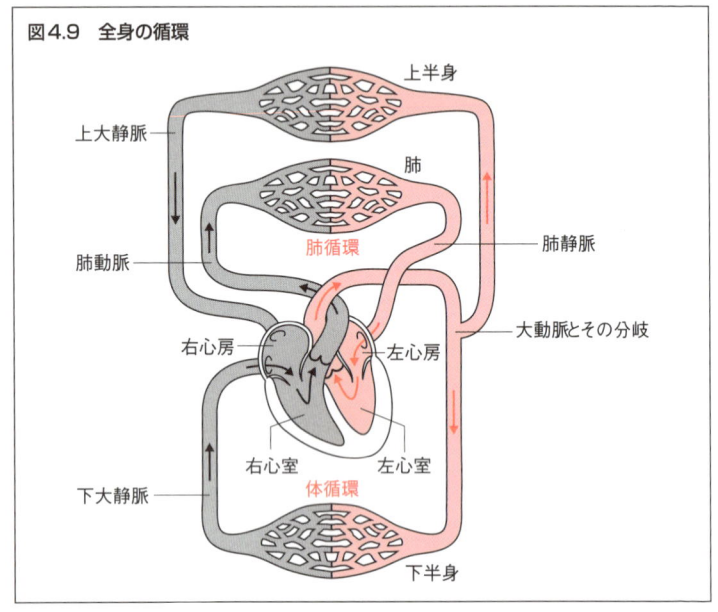

図4.9　全身の循環

◆**大動脈は、心臓から上に向かって走行し、すぐ大きく左後方へカーブを描く。**

　左心室の大動脈口から始まった大動脈は、上に向かい（上行大動脈）、すぐに左後方に曲がり（大動脈弓）、脊柱に沿って下に向かう（下行大動脈）。

◆**上行大動脈は、枝として左右の冠状動脈を心臓壁に出す。**

◆**大動脈弓の枝は、3本あり、①腕頭動脈、②左総頸動脈、③左鎖骨下動脈である。**

◆**下行大動脈は、脊椎に沿って下行。下行大動脈のうち、横隔膜までを胸大動脈、横隔膜より下の腹腔を走るものを腹大動脈という。**

図4.10　大動脈の走行

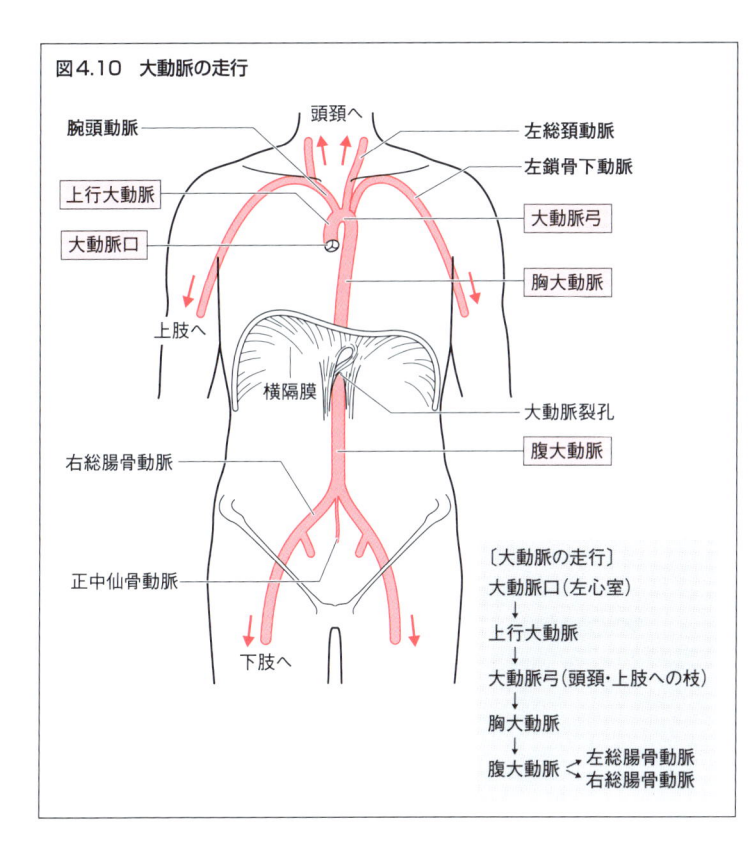

- 腕頭動脈
- 頭頚へ
- 左総頚動脈
- 左鎖骨下動脈
- 上行大動脈
- 大動脈弓
- 大動脈口
- 胸大動脈
- 上肢へ
- 横隔膜
- 大動脈裂孔
- 右総腸骨動脈
- 腹大動脈
- 正中仙骨動脈
- 下肢へ

〔大動脈の走行〕
大動脈口（左心室）
↓
上行大動脈
↓
大動脈弓（頭頚・上肢への枝）
↓
胸大動脈
↓
腹大動脈 ─ 左総腸骨動脈
　　　　　　右総腸骨動脈

ミニメモ：胸大動脈と腹大動脈との境は、横隔膜に空いている孔（大動脈裂孔）なのです

4．動脈(1)〜血液の循環系　47

5 動脈(2) ～総頚動脈と脳の動脈

◆**総頚動脈は、頚部を上行する動脈であり、左総頚動脈と右総頚動脈がある。**

左総頚動脈は大動脈弓の3つの枝の1つである。右総頚動脈は、鎖骨下動脈との共同管として大動脈弓から分岐し(**腕頭動脈**)、右の胸鎖関節の後ろで、右鎖骨下動脈と分かれて右頚部を上行する。

◆**総頚動脈は、甲状軟骨上縁の高さで、外頚動脈と内頚動脈に分かれる。**

外頚動脈は、おもに頭蓋腔外、頭皮、顔面、頚部などに分枝を伸ばす。頭蓋腔内に分布する枝として、中硬膜動脈がある。内頚動脈は頭蓋腔内に入り、主に脳に分布する。頭蓋腔外へ分布する枝として、眼を養う眼動脈がある。

> **pick up　外頚動脈と内頚動脈の枝**
>
> 外頚動脈と内頚動脈の分岐点は、第6頚椎の高さ、喉頭隆起(のどぼとけ)の高さにあたる。
> **外頚動脈の枝**…上甲状腺動脈、舌動脈、顔面動脈、上行咽頭動脈、後頭動脈、後耳介動脈、浅側頭動脈、顎動脈(枝:中硬膜動脈)
> **内頚動脈の枝**…前大脳動脈、中大脳動脈、眼動脈

ミニメモ：頚動脈三角(p.3)で、総頚動脈の分岐点近くの拍動を、皮下に触れることができます

> **メモ　頚動脈洞**
>
> 内頚動脈の起始部は、頚動脈洞と呼ばれるふくらみで、血圧の感受調節を司る圧受容器である。

図4.11 外頚動脈(右側)の枝

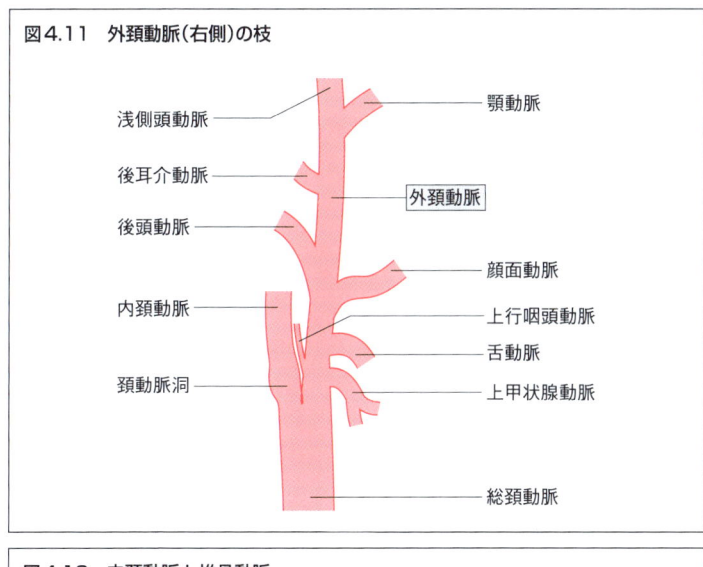

- 浅側頭動脈
- 顎動脈
- 後耳介動脈
- 外頚動脈
- 後頭動脈
- 顔面動脈
- 内頚動脈
- 上行咽頭動脈
- 舌動脈
- 頚動脈洞
- 上甲状腺動脈
- 総頚動脈

図4.12 内頚動脈と椎骨動脈

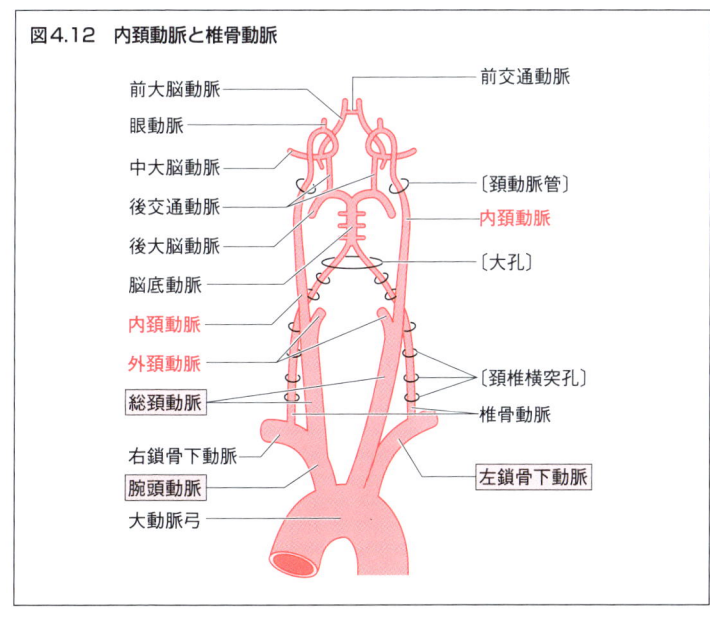

- 前大脳動脈
- 前交通動脈
- 眼動脈
- 中大脳動脈
- 〔頚動脈管〕
- 後交通動脈
- 内頚動脈
- 後大脳動脈
- 〔大孔〕
- 脳底動脈
- 内頚動脈
- 外頚動脈
- 〔頚椎横突孔〕
- 総頚動脈
- 椎骨動脈
- 右鎖骨下動脈
- 左鎖骨下動脈
- 腕頭動脈
- 大動脈弓

5．動脈(2)〜総頚動脈と脳の動脈

⑥ 動脈（3）～胸大動脈と腹大動脈

◆**下行大動脈のうち、横隔膜までを胸大動脈という。**

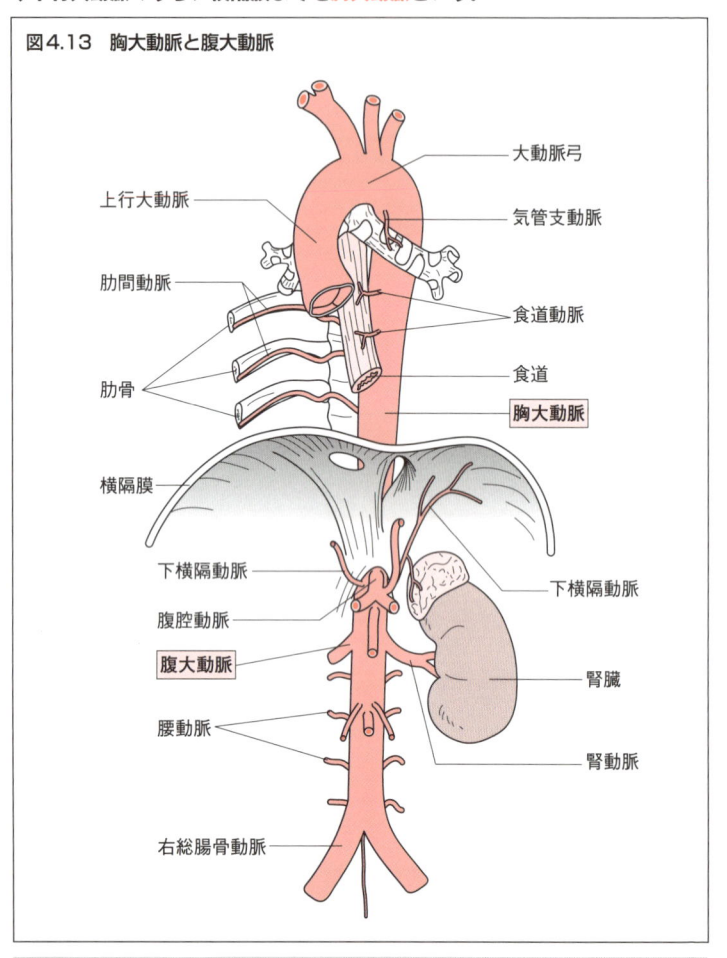

図4.13　胸大動脈と腹大動脈

- 大動脈弓
- 上行大動脈
- 気管支動脈
- 肋間動脈
- 食道動脈
- 肋骨
- 食道
- **胸大動脈**
- 横隔膜
- 下横隔動脈
- 下横隔動脈
- 腹腔動脈
- **腹大動脈**
- 腎臓
- 腰動脈
- 腎動脈
- 右総腸骨動脈

メモ　胸大動脈

①壁側枝：肋間動脈、②臓側枝：気管支動脈（肺の栄養動脈）、食道動脈

◆**下行大動脈のうち、横隔膜より下の腹腔を走るものを腹大動脈という。**

　腹大動脈が第4腰椎の前付近で2つに分かれ、(左・右)総腸骨動脈となる(図4.13)。さらに、足の指先まで走行する枝(外腸骨動脈、p.53参照)と、骨盤内外へ分布する動脈(内腸骨動脈)に分かれる。

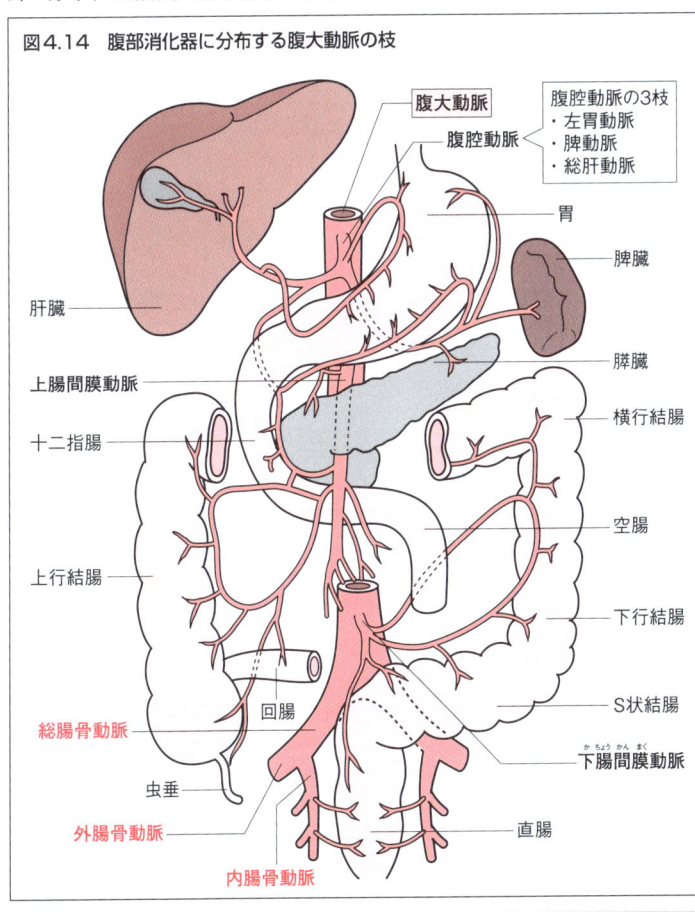

図4.14　腹部消化器に分布する腹大動脈の枝

腹大動脈
腹腔動脈
腹腔動脈の3枝
・左胃動脈
・脾動脈
・総肝動脈
胃
脾臓
肝臓
膵臓
上腸間膜動脈
横行結腸
十二指腸
空腸
上行結腸
下行結腸
S状結腸
回腸
下腸間膜動脈(かちょうかんまく)
総腸骨動脈
虫垂
外腸骨動脈
直腸
内腸骨動脈

> **メモ　腹大動脈臓側枝の発出する順番**
> ①腹腔動脈、②上腸間膜動脈、③腎動脈、④精巣(卵巣)動脈、⑤下腸間膜動脈

6. 動脈(3)〜胸大動脈と腹大動脈

❼ 動脈（4）〜上肢と下肢の動脈

◆**【上肢の動脈】 右の胸鎖関節後ろで、腕頭動脈から右鎖骨下動脈は分かれる。**

血管は鎖骨の下を通り、鎖骨下動脈となる。

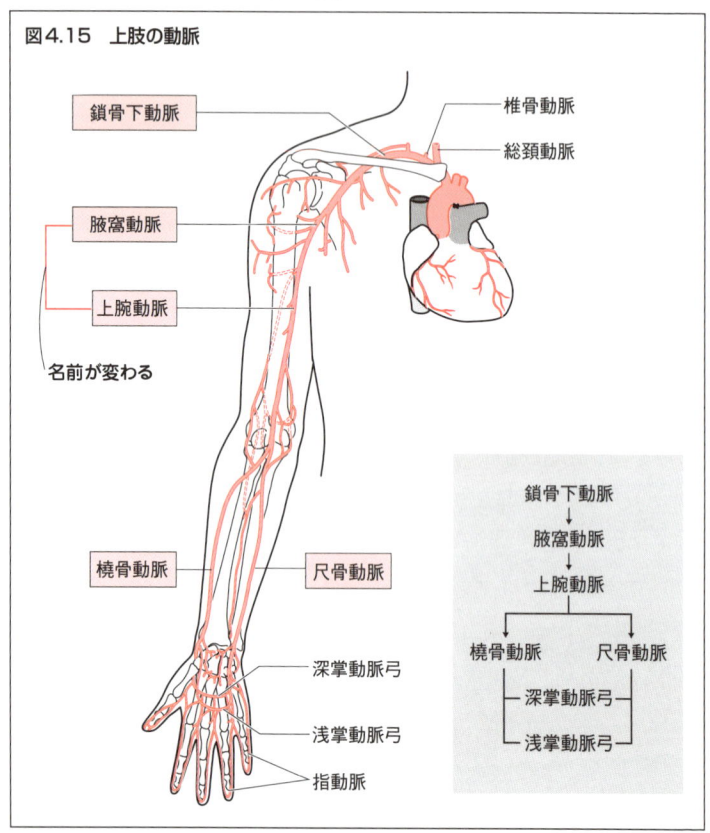

図4.15 上肢の動脈

鎖骨下動脈
腋窩動脈
上腕動脈
名前が変わる
橈骨動脈
尺骨動脈
椎骨動脈
総頚動脈
深掌動脈弓
浅掌動脈弓
指動脈

鎖骨下動脈
↓
腋窩動脈
↓
上腕動脈
↓
橈骨動脈 　尺骨動脈
　深掌動脈弓
　浅掌動脈弓

◆**鎖骨下動脈の枝は、脳、頚、胸壁などに分布する。**

椎骨動脈：脳に分布（図4.12を参照）
甲状頚動脈：頚に分布
内胸動脈：胸壁に分布
肋頚動脈：項部と第1、2肋間に分布

◆**【下肢の動脈】** 外腸骨動脈は、鼠径靱帯の下(血管裂孔)を通り抜けると、**大腿動脈**と名前を変える。

大腿三角(鼠径靱帯、長内転筋、縫工筋で囲まれた部位)で、大腿動脈の拍動に触れることができる。

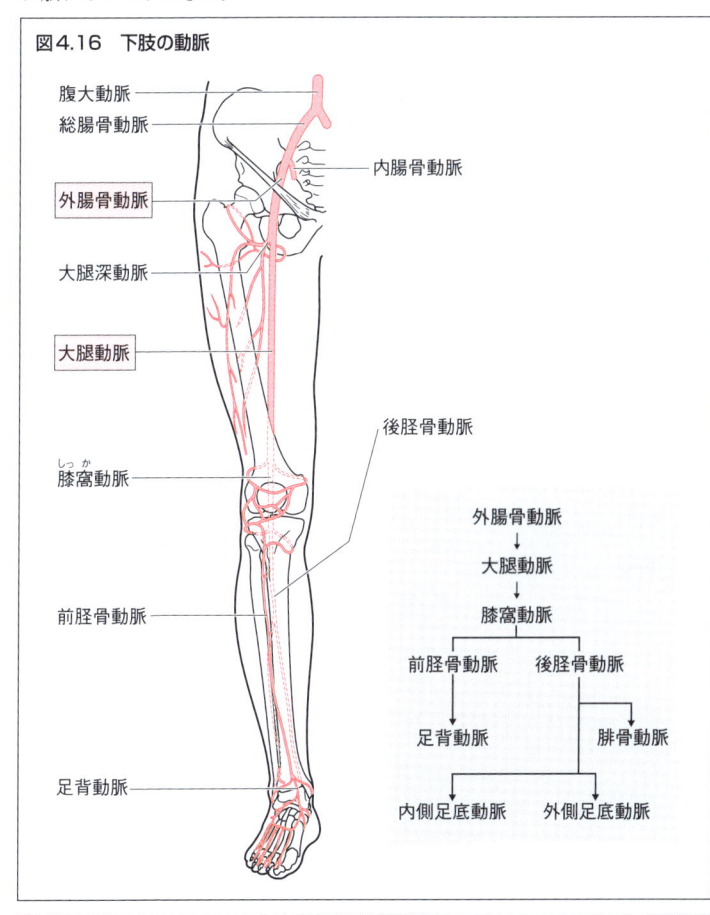

図4.16 下肢の動脈

腹大動脈
総腸骨動脈
内腸骨動脈
外腸骨動脈
大腿深動脈
大腿動脈
後脛骨動脈
膝窩動脈(しっか)
前脛骨動脈
足背動脈

外腸骨動脈
↓
大腿動脈
↓
膝窩動脈
↓
前脛骨動脈　後脛骨動脈
↓　　　　　↓
足背動脈　　腓骨動脈
↓　　　　　↓
内側足底動脈　外側足底動脈

メモ 脈拍の触れやすい動脈

浅側頭動脈、顔面動脈、総頚動脈(頚動脈三角)、上腕動脈、橈骨動脈、大腿動脈(大腿三角)、膝窩動脈、後脛骨動脈、足背動脈

⑧ 静脈系（体循環）

◆静脈は一般には動脈と並走し、動脈と同じ名前で呼ばれる。それらの静脈を**伴行静脈**という。
◆心臓へ戻る大静脈は、**上大静脈**と**下大静脈**の2本がある。

一方、心臓から出る大動脈は1本である。

> **メモ** 静脈が動脈と異なる点
>
> ①静脈の本幹：2本
> ②頭蓋腔内の静脈：硬膜静脈洞
> ③腹腔内消化器系などの静脈：門脈
> ④胸腹壁の静脈：奇静脈
> ⑤皮下組織内の静脈：皮静脈

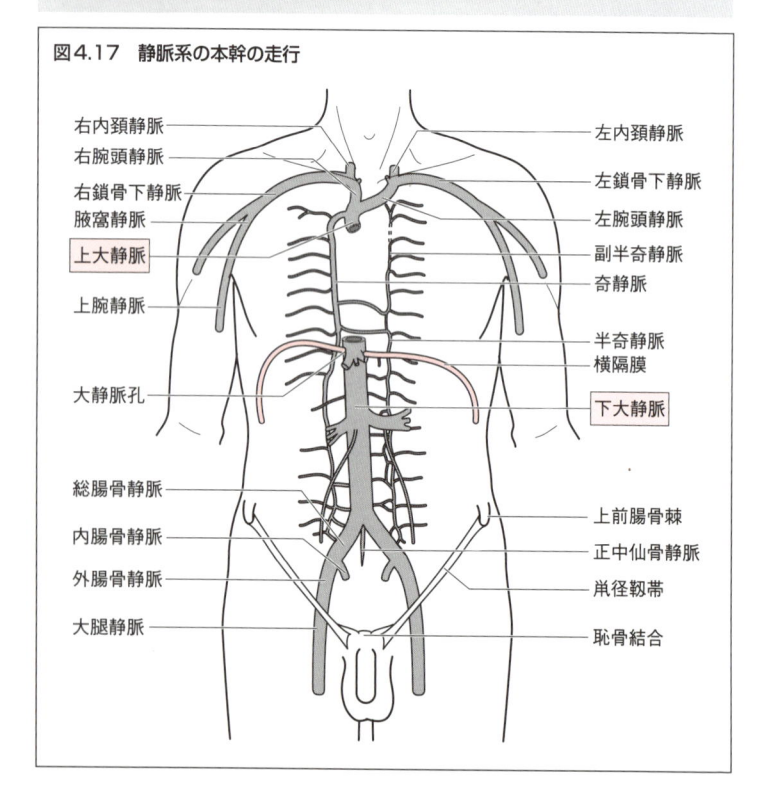

図4.17 静脈系の本幹の走行

左側ラベル：
- 右内頸静脈
- 右腕頭静脈
- 右鎖骨下静脈
- 腋窩静脈
- 上大静脈
- 上腕静脈
- 大静脈孔
- 総腸骨静脈
- 内腸骨静脈
- 外腸骨静脈
- 大腿静脈

右側ラベル：
- 左内頸静脈
- 左鎖骨下静脈
- 左腕頭静脈
- 副半奇静脈
- 奇静脈
- 半奇静脈
- 横隔膜
- 下大静脈
- 上前腸骨棘
- 正中仙骨静脈
- 鼡径靱帯
- 恥骨結合

◆**硬膜静脈洞**は、脳硬膜2葉間にあって、固有の静脈壁をもたない静脈(p.140参照)。脳から戻る血液を受けて、**内頸静脈**に注ぐ。

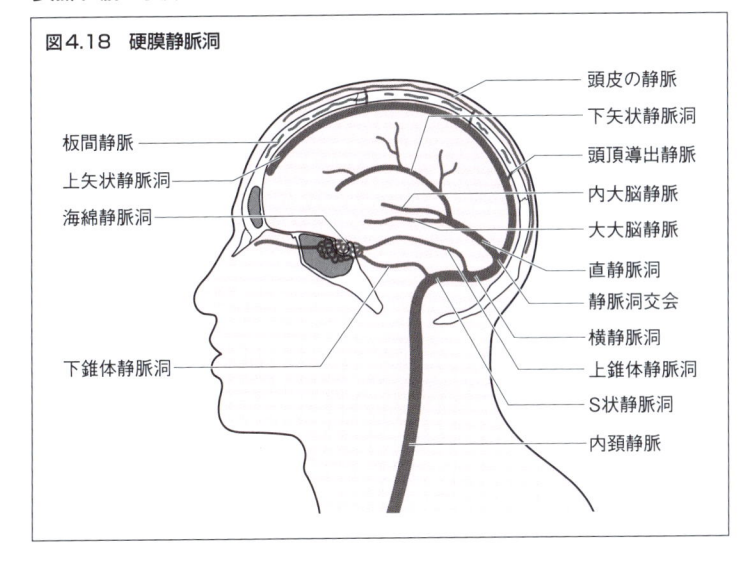

図4.18 硬膜静脈洞

- 頭皮の静脈
- 下矢状静脈洞
- 頭頂導出静脈
- 内大脳静脈
- 大大脳静脈
- 直静脈洞
- 静脈洞交会
- 横静脈洞
- 上錐体静脈洞
- S状静脈洞
- 内頸静脈
- 板間静脈
- 上矢状静脈洞
- 海綿静脈洞
- 下錐体静脈洞

◆**胃や腸などの消化管、膵臓・脾臓からの静脈が集まり、門脈となり、吸収された栄養を含む血液を肝臓に運ぶ。**

門脈は、長さ6～8cmほどの静脈。肝臓内で毛細血管網をつくり中心静脈を経て肝静脈となり(p.24参照)、肝臓を出て下大静脈に注ぐ。肝臓内を流れる全血液量のうち、約1/5は動脈血だが4/5は門脈血である。

◆**主に胸腹壁の血液を集めて脊柱の両側を上行する静脈を、奇静脈系という。上大静脈に注ぐ。**

①**奇静脈**：右の上行腰静脈から続き、胸椎の右側を上行し上大静脈に入る。
②**半奇静脈**：左の上行腰静脈から続き、胸椎の左側を上行し、第9胸椎位で右に向かい奇静脈に合流する。胸壁左側で半奇静脈より上位の静脈は副半奇静脈と呼ばれる。

図4.19 門脈系

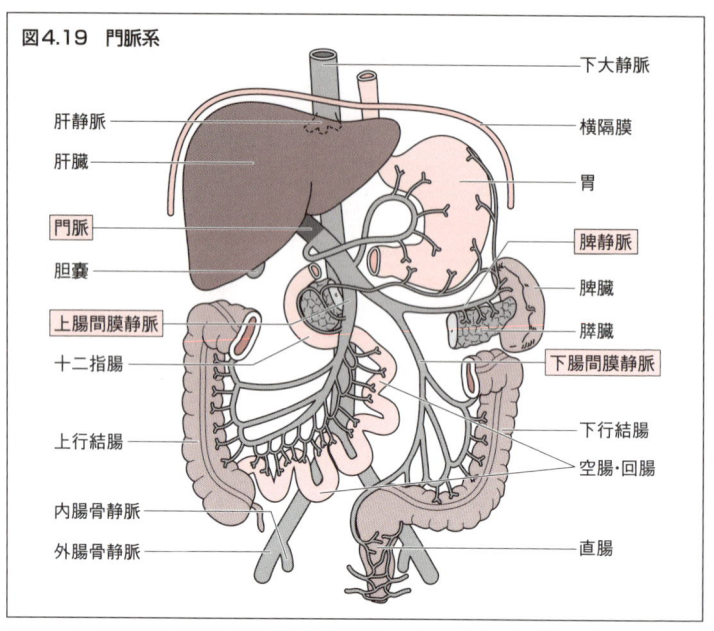

- 下大静脈
- 肝静脈
- 横隔膜
- 肝臓
- 胃
- 門脈
- 脾静脈
- 胆嚢
- 脾臓
- 上腸間膜静脈
- 膵臓
- 十二指腸
- 下腸間膜静脈
- 上行結腸
- 下行結腸
- 空腸・回腸
- 内腸骨静脈
- 外腸骨静脈
- 直腸

図4.20 奇静脈系

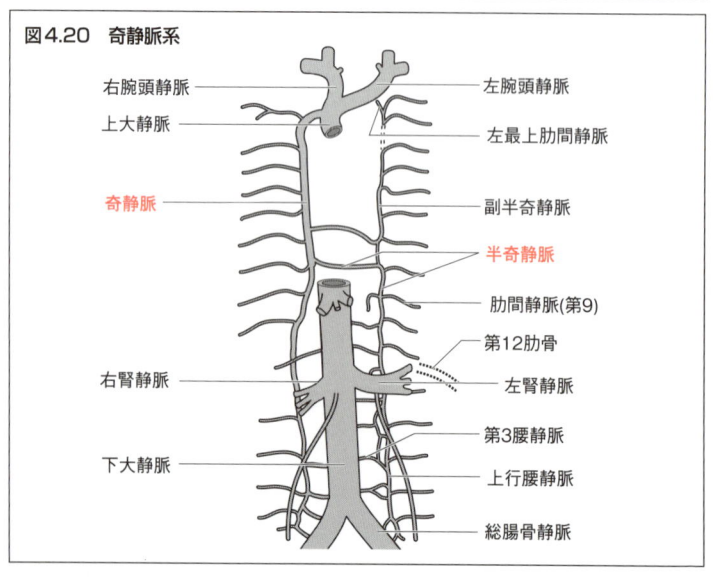

- 右腕頭静脈
- 左腕頭静脈
- 上大静脈
- 左最上肋間静脈
- 奇静脈
- 副半奇静脈
- 半奇静脈
- 肋間静脈(第9)
- 第12肋骨
- 左腎静脈
- 右腎静脈
- 第3腰静脈
- 下大静脈
- 上行腰静脈
- 総腸骨静脈

❾ 胎児循環

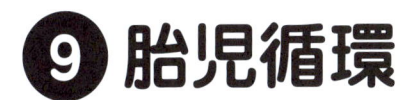

◆胎児の血液循環の経路は生後のものと異なっている。

　胎児において、肺でのガス交換、消化器系での栄養摂取、泌尿器系での老廃物の排泄は行われない。それらは胎盤を通して母体に代行してもらう。

◆臍静脈は、胎盤から始まる１本の血管で、動脈血が流れている。

　母体からもらった、酸素と栄養を含んだ動脈血を、胎児に運んでいる。

◆臍動脈は、胎児の左・右内腸骨動脈から出た２本の血管である。

　胎児の体内で不要になった物質を母体の胎盤に向けて運搬する血液が流れている。

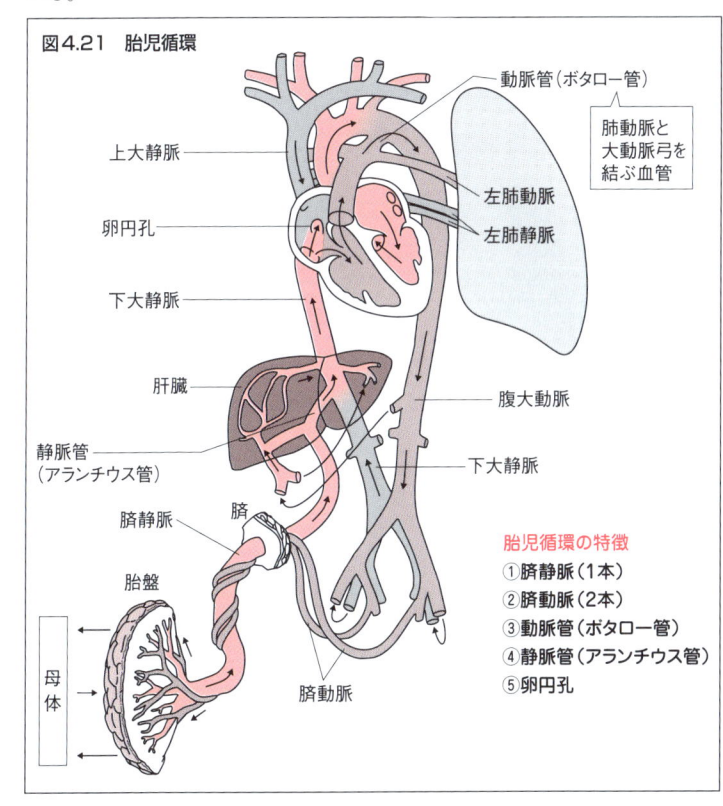

図4.21　胎児循環

- 動脈管（ボタロー管）〔肺動脈と大動脈弓を結ぶ血管〕
- 上大静脈
- 左肺動脈
- 左肺静脈
- 卵円孔
- 下大静脈
- 肝臓
- 腹大動脈
- 静脈管（アランチウス管）
- 下大静脈
- 臍静脈
- 臍
- 胎盤
- 母体
- 臍動脈

胎児循環の特徴
① 臍静脈（1本）
② 臍動脈（2本）
③ 動脈管（ボタロー管）
④ 静脈管（アランチウス管）
⑤ 卵円孔

⑩ リンパ系

◆全身の組織中の細胞と細胞との間の組織液は、毛細血管を経て血液中に戻る。その一部(約10%)は毛細リンパ管に入る。

　毛細リンパ管が合流し太くなったものが、リンパ管である。

◆リンパ管は、リンパ節を経由しながら合流し、最後はリンパ本管となって静脈に注ぐ。

　この循環系をリンパ系といい、その中を通る液をリンパという。

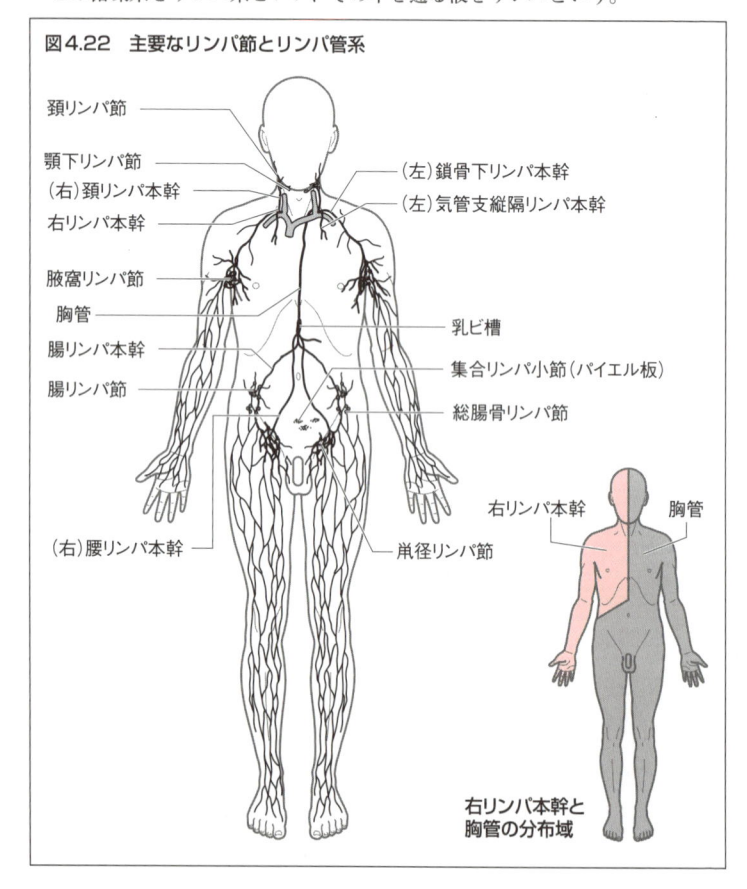

図4.22　主要なリンパ節とリンパ管系

- 頸リンパ節
- 顎下リンパ節
- (右)頸リンパ本幹
- 右リンパ本幹
- 腋窩リンパ節
- 胸管
- 腸リンパ本幹
- 腸リンパ節
- (左)鎖骨下リンパ本幹
- (左)気管支縦隔リンパ本幹
- 乳ビ槽
- 集合リンパ小節(パイエル板)
- 総腸骨リンパ節
- (右)腰リンパ本幹
- 鼠径リンパ節

右リンパ本幹　胸管

右リンパ本幹と胸管の分布域

◆**リンパ本幹は、以下の5つである。**①**頚**リンパ本幹、②**鎖骨下**リンパ本幹、③**気管支縦隔**リンパ本幹、④**腸**リンパ本幹、⑤**腰**リンパ本幹
◆**胸管は、左右の下半身と左上半身のリンパを集める本幹で、左静脈角に入る。**

　第1〜2腰椎の前面で、乳ビ槽から始まり、大動脈に沿って上行し横隔膜を貫く。さらに上行し、左静脈角に流入する。

◆**右リンパ本幹(右胸管)は、右上半身のリンパを集め、右静脈角に流入する。**

　右頚リンパ本幹と右鎖骨下リンパ本幹と右気管支縦隔リンパ本幹の3本が合流してできた、わずか1cmほどの短幹で、右静脈角に開いている。

◆**乳ビ槽に、腸リンパ本幹と左・右腰リンパ本幹が合流する。**
◆**リンパ管の走行途中には、リンパ節が介在する。**

　リンパ節は、皮膜に包まれ、多くの輸入リンパ管が入り、一部のくぼんだリンパ門から輸出リンパ管が出る。

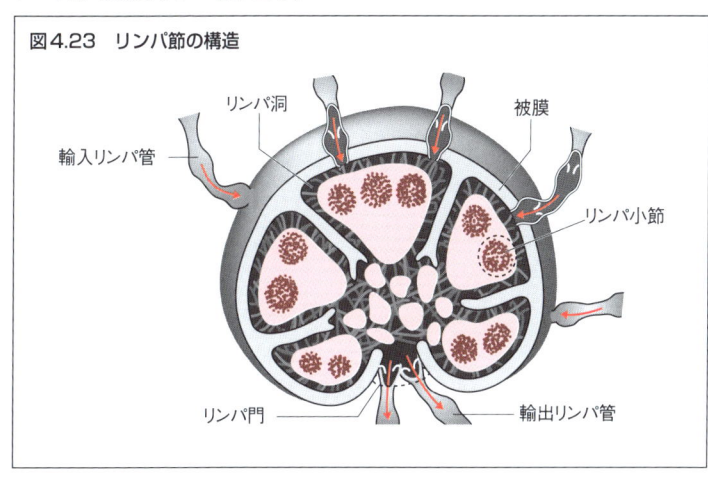

図4.23　リンパ節の構造

- リンパ洞
- 被膜
- 輸入リンパ管
- リンパ小節
- リンパ門
- 輸出リンパ管

メモ　静脈角と乳ビ槽

静脈角：内頚静脈と鎖骨下静脈とが合流したところをいう。
乳ビ槽：腸絨網の乳ビ管（毛細リンパ管）にて吸収した脂肪滴によって白濁したリンパ(乳ビ)を入れる。

⑪ 脾臓

◆脾臓は、腹腔内の左上部にあり、横隔膜と胃底部に接し、その長軸が左第10肋骨に平行になるように前下方に傾く。

　リンパ球の産生、赤血球の破壊、血中の細菌や異物の処理などの働きをもつ。

◆脾臓内側面中央に脾動脈・脾静脈の出入りする脾門があり、内部は赤血球で満たされている。赤血球が満ちて暗赤色の赤脾髄と、その中を小さな白い斑点状でリンパ小節のある白脾髄が散在している。

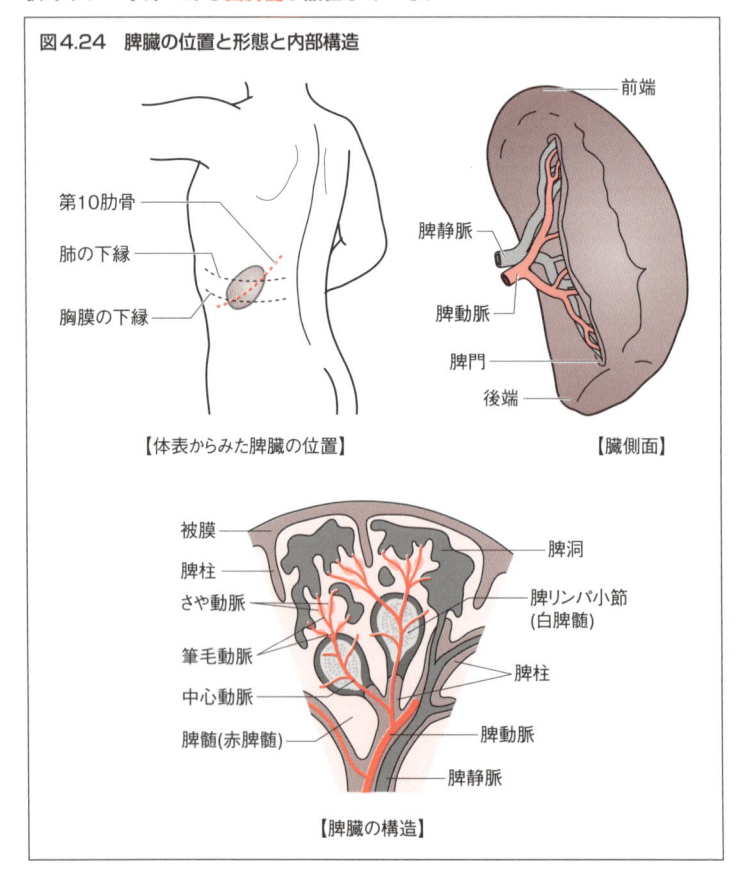

図4.24　脾臓の位置と形態と内部構造

【体表からみた脾臓の位置】
- 第10肋骨
- 肺の下縁
- 胸膜の下縁

【臓側面】
- 前端
- 脾静脈
- 脾動脈
- 脾門
- 後端

【脾臓の構造】
- 被膜
- 脾柱
- さや動脈
- 筆毛動脈
- 中心動脈
- 脾髄(赤脾髄)
- 脾洞
- 脾リンパ小節(白脾髄)
- 脾柱
- 脾動脈
- 脾静脈

chapter 5

骨格系

① 骨の形による分類と骨の構造 骨総論

◆**骨は形によって長骨、短骨、扁平骨、含気骨に分類される。**

①**長骨**：長く伸びた管状の骨で、大腿骨、上腕骨、鎖骨、脛骨、橈骨などがある。

②**短骨**：短く不規則な形をしている骨で、有鈎骨・有頭骨などの手根骨、距骨・踵骨などの足根骨が含まれる。

③**扁平骨**：板状の扁平な骨で、頭頂骨、胸骨、肋骨、腸骨などが含まれる。

④**含気骨**：骨内部に空気を含む空洞をもつもので、前頭骨、上顎骨、篩骨、蝶形骨がある。

◆**骨の構造**

①**骨膜**：線維性結合組織の膜。関節軟骨に覆われた関節面を除いて骨を包む。シャーピー線維で骨表面に固着している。血管や神経に富み、骨を保護するとともに、骨の成長や再生の役目をもつ。

②**骨質**：緻密質と海綿質よりなる。

　緻密質：骨の表層で、骨組織が層板状に配列（骨単位）。骨単位の中心を栄養血管を通す血管腔（ハバース管）が縦に走る。その周りの同心円状の層板をハバース層板という。

　海綿質：骨の深層や骨端にある。海綿様の小腔をもち、この小腔は骨髄により満たされている。

③**骨髄**：赤色骨髄と黄色骨髄に区別される。赤色骨髄は造血組織を含む。黄色骨髄は造血機能が失われ、脂肪化。

> **メモ　骨の生理的作用（働き）**
> ①支持作用
> ②保護作用
> ③運動作用（受動的）
> ④造血作用
> ⑤電解質の貯蔵作用

図5.1 骨の構造

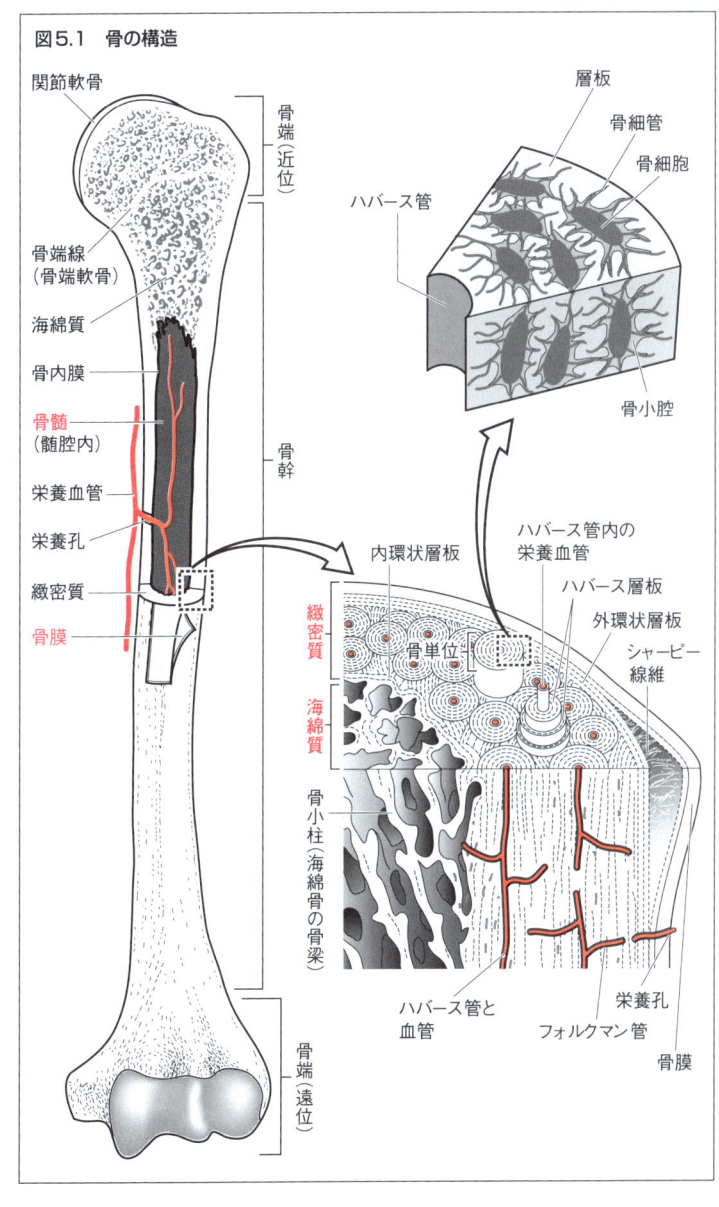

- 関節軟骨
- 骨端線（骨端軟骨）
- 海綿質
- 骨内膜
- 骨髄（髄腔内）
- 栄養血管
- 栄養孔
- 緻密質
- 骨膜
- 骨端（近位）
- 骨幹
- 骨端（遠位）

- 層板
- 骨細管
- 骨細胞
- ハバース管
- 骨小腔

- 内環状層板
- ハバース管内の栄養血管
- ハバース層板
- 外環状層板
- シャーピー線維
- 緻密質
- 骨単位
- 海綿質
- 骨小柱（海綿骨の骨梁）
- ハバース管と血管
- フォルクマン管
- 栄養孔
- 骨膜

1．骨の形による分類と骨の構造

② 骨の発生と成長　骨総論

◆**骨の発生**

①**置換骨**：胎生期に軟骨組織で作られた骨の原型ができ、その後、骨芽細胞が現われ骨組織に置き換わり、骨化する。軟骨性骨。

②**付加骨**：結合組織内に骨芽細胞ができ、骨細胞となる。結合組織性骨、頭蓋冠。

◆**骨の成長**

①**増長**：骨端軟骨が増殖、それの骨化による長さの成長。骨端線。

②**増厚**：骨膜内面の骨質化による太さの成長。破骨細胞による髄腔拡大。

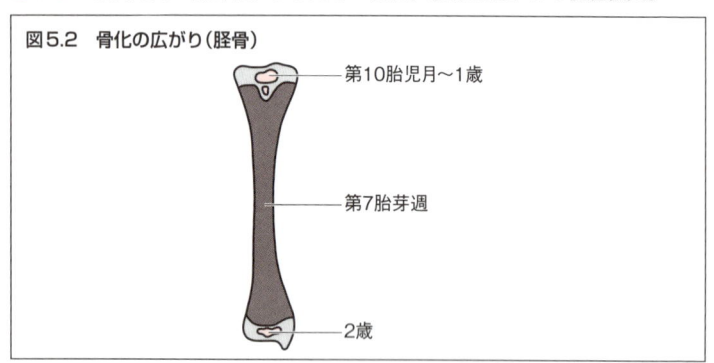

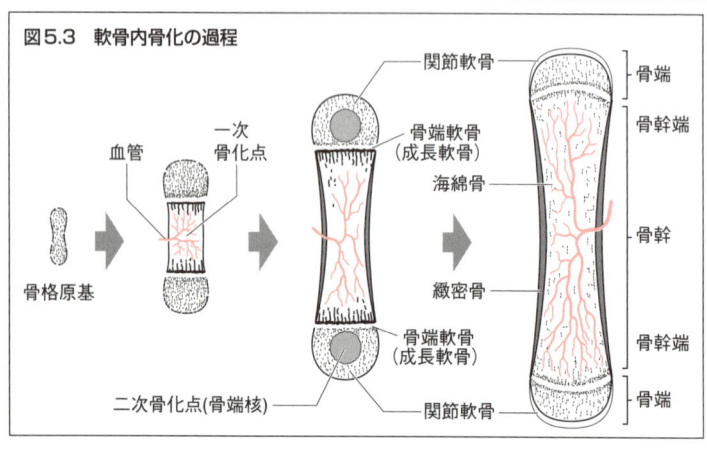

図5.2　骨化の広がり(脛骨)

- 第10胎児月～1歳
- 第7胎芽週
- 2歳

図5.3　軟骨内骨化の過程

- 骨格原基
- 血管
- 一次骨化点
- 関節軟骨
- 骨端軟骨(成長軟骨)
- 二次骨化点(骨端核)
- 海綿骨
- 緻密骨
- 骨端
- 骨幹端
- 骨幹

③ 骨の連結

骨総論

◆骨はお互いに結合し、骨格を形成する。その結合には不動性と可動性の2種類の様式がある。

◆不動結合は、結合部が不動性で、両骨間には多少の結合組織や軟骨が介在している。

① **縫合**（ほうごう）：頭蓋骨間にみられ、膠原線維によってギザギザと縫い合わさったように結合される。

② **釘植**（ていしょく）：歯と（上・下）顎骨の歯槽との間にみられ、結合は膠原線維による。

③ **軟骨結合**：両骨間が線維軟骨によって結合している。
　・椎間円板：椎骨間の結合で、椎体間の線維軟骨。
　・恥骨間円板：恥骨結合における左右恥骨間の線維軟骨。

④ **骨結合**：縫合や軟骨結合において、両骨間の結合組織や軟骨が二次的に骨化したもの。前頭骨、寛骨、仙骨など。

◆可動結合は、2ないし3個の骨の連結部が可動性をもつ結合様式で、**関節**と呼ばれる。

◆関節面は、関節軟骨に覆われ、結合部は**線維膜**と**滑膜**（内膜）という2層の関節包に包まれる。

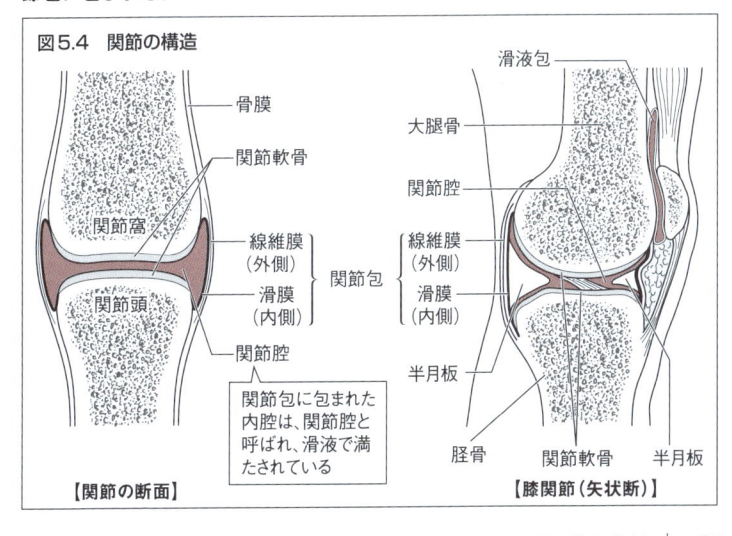

図5.4　関節の構造

【関節の断面】
- 骨膜
- 関節軟骨
- 関節窩
- 線維膜（外側）
- 滑膜（内側）
- 関節包
- 関節頭
- 関節腔

関節包に包まれた内腔は、関節腔と呼ばれ、滑液で満たされている

【膝関節（矢状断）】
- 滑液包
- 大腿骨
- 関節腔
- 線維膜（外側）
- 滑膜（内側）
- 半月板
- 脛骨
- 関節軟骨
- 半月板

3．骨の連結

◆**関節の種類**

関節は、結合する骨の数や、軸、形などによって分類される。

【結合する骨の数による分類】

①**単関節**：2つの骨がつくる関節。肩関節（上腕骨と肩甲骨）や股関節（大腿骨と寛骨）などがある。

②**複関節**：3つ以上の骨がつくる関節。肘関節（上腕骨と橈骨と尺骨）などがある。

【運動軸による分類】

①**1軸性関節**：屈伸のように1軸のみを中心に動く。

②**2軸性関節**：前後と側方への屈伸のように2軸を中心に動く。

③**多軸性関節**：前後屈と側屈に回旋も行うように、3軸以上を中心に動く。

【関節頭と関節窩の形による分類】

①**球関節**：肩関節、(臼状関節：股関節)

②**蝶番関節**：腕尺関節、指節間関節、(ラセン関節：距腿関節)

③**鞍関節**：母指の手根中手関節

④**楕円関節**：橈骨手根関節

⑤**車軸関節**：上・下橈尺関節

⑥**平面関節**：椎間関節、胸鎖関節、(半関節：仙腸関節)

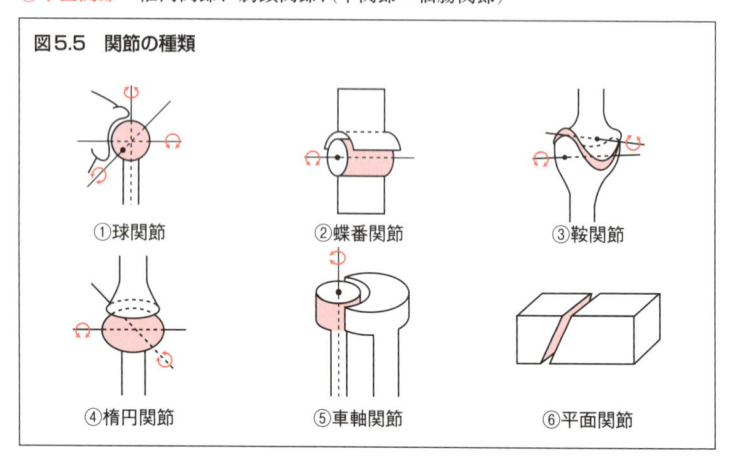

図5.5　関節の種類

①球関節　②蝶番関節　③鞍関節
④楕円関節　⑤車軸関節　⑥平面関節

④ 骨の名称と数　　各部の骨格

◆頭蓋骨（15種23個）(p.82)

脳頭蓋(6種8個)	1.頭頂骨(2個)	4.後頭骨(1個)
	2.側頭骨(2個)	5.蝶形骨(1個)
	3.前頭骨(1個)	6.篩骨(1個)
顔面頭蓋(9種15個)	1.鼻骨(2個)	6.口蓋骨(2個)
	2.涙骨(2個)	7.下顎骨(1個)
	3.下鼻甲介(2個)	8.鋤骨(1個)
	4.上顎骨(2個)	9.舌骨(1個)
	5.頬骨(2個)	

◆脊柱
椎骨26個（頚椎7個、胸椎12個、腰椎5個、仙骨1個、尾骨1個）

◆胸郭
胸椎12個、胸骨1個、肋骨12対24個によって構成される。

◆上肢骨（64個）

上肢帯骨	鎖骨(2個)、肩甲骨(2個)
自由上肢骨	上腕骨(2個)
	前腕の骨　橈骨(2個)、尺骨(2個)
	手の骨　手根骨(16個)[*1]、中手骨(10個)、指骨(28個)

◆下肢骨（62個）

下肢帯骨	寛骨(2個)
自由下肢骨	大腿骨(2個)
	下腿の骨　膝蓋骨(2個)、脛骨(2個)、腓骨(2個)
	足の骨　足根骨(14個)[*2]、中足骨(10個)、指骨(28個)

*1　**手根骨**：舟状骨・月状骨・三角骨・豆状骨・大菱形骨・小菱形骨・有頭骨・有鈎骨。片側8個(p.76参照)。

*2　**足根骨**：距骨・踵骨・舟状骨・内側楔状骨・中間楔状骨・外側楔状骨・立方骨。片側7個(p.80参照)。

⑤ 体幹の骨の形と名称 各部の骨格

◆**椎骨は、円柱状の椎体と、後方の椎孔を囲む椎弓で構成される。**

椎弓からは4種（棘突起、横突起、上関節突起、下関節突起）7個の突起（棘突起は1個、他は対となって2個ずつ計6個）が出る。椎弓基部は上下にくびれがあり、**上椎切痕**（じょうついせっこん）と**下椎切痕**（かついせっこん）という。

◆**仙骨**

小児期は5個の仙椎からなり、成長に伴い、間の椎間円板が骨化し（その痕跡が横線）、骨結合して1個の仙骨となる。

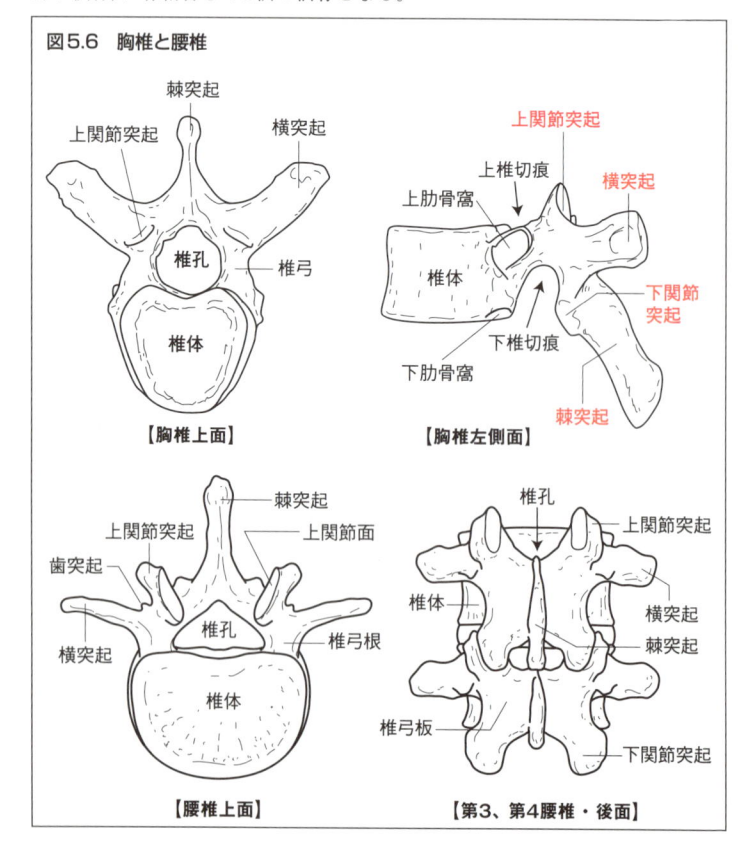

図5.6 胸椎と腰椎

【胸椎上面】棘突起、上関節突起、横突起、椎孔、椎弓、椎体

【胸椎左側面】上関節突起、上椎切痕、上肋骨窩、横突起、椎体、下椎切痕、下肋骨窩、下関節突起、棘突起

【腰椎上面】棘突起、上関節突起、上関節面、歯突起、椎孔、椎弓根、横突起、椎体

【第3、第4腰椎・後面】椎孔、上関節突起、椎体、横突起、棘突起、椎弓板、下関節突起

chapter 5 骨格系

図5.7 頸椎

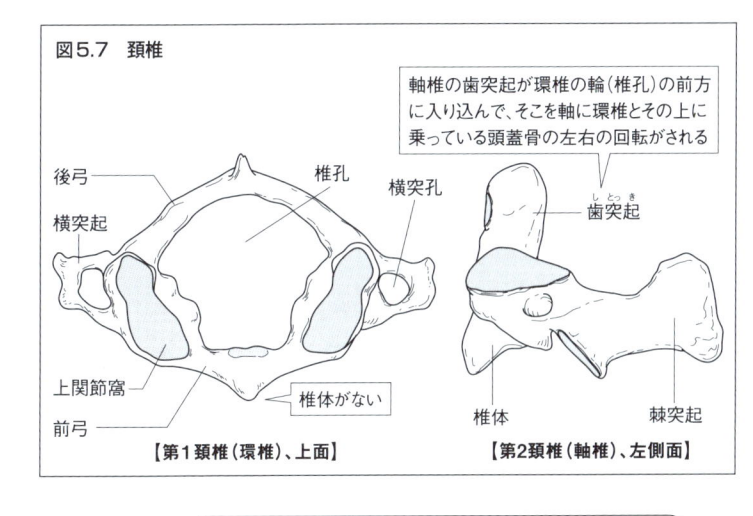

【第1頸椎（環椎）、上面】
- 後弓
- 横突起
- 椎孔
- 横突孔
- 上関節窩
- 前弓
- 椎体がない

【第2頸椎（軸椎）、左側面】
- 歯突起
- 椎体
- 棘突起

軸椎の歯突起が環椎の輪（椎孔）の前方に入り込んで、そこを軸に環椎とその上に乗っている頭蓋骨の左右の回転がされる

ミニメモ：第1頸椎は、輪っか状（環状）になっているので環椎といいます。第2頸椎は、椎体の上方への突出である歯突起が左右回転の軸となっているので、軸椎といわれます

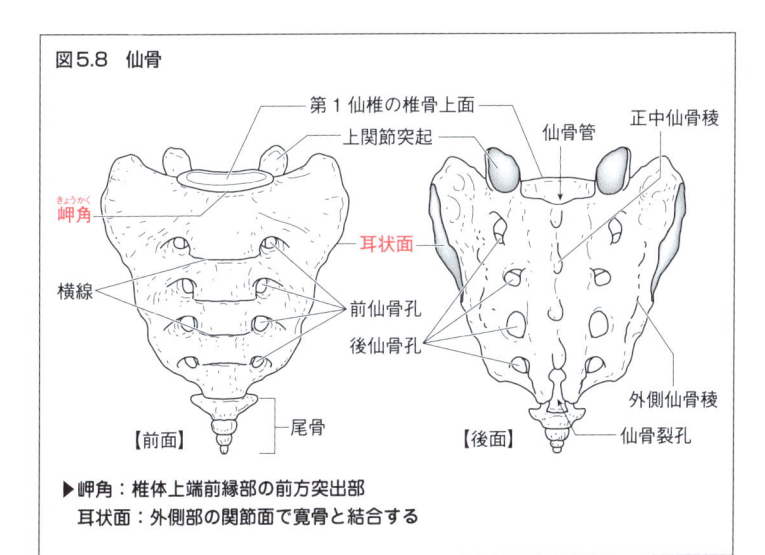

図5.8 仙骨

【前面】
- 第1仙椎の椎骨上面
- 上関節突起
- 岬角
- 横線
- 前仙骨孔
- 後仙骨孔
- 尾骨

【後面】
- 仙骨管
- 正中仙骨稜
- 耳状面
- 外側仙骨稜
- 仙骨裂孔

▶岬角：椎体上端前縁部の前方突出部
　耳状面：外側部の関節面で寛骨と結合する

5. 体幹の骨の形と名称

◆胸郭は、12個の胸椎、12対の肋骨、1個の胸骨からなるカゴ状の骨格である(p.85 図5.29参照)。
◆第1～第7肋骨を真肋という。第1～第7肋骨はそれぞれ胸骨に軟骨結合する。

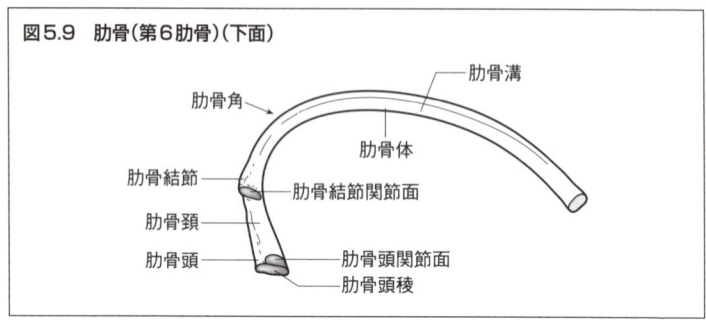

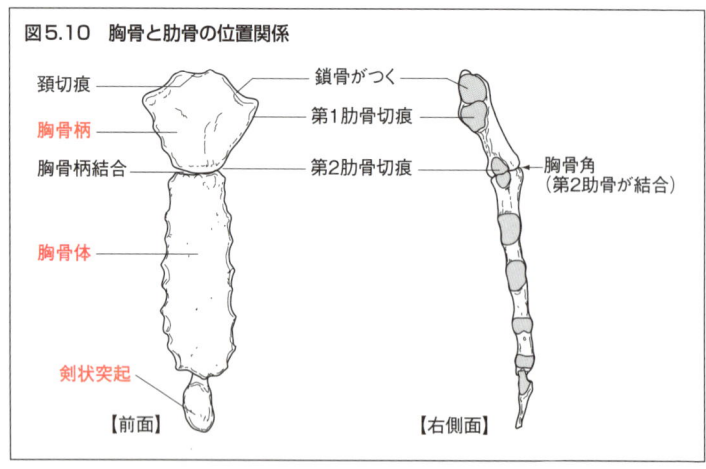

図5.9 肋骨(第6肋骨)(下面)

- 肋骨溝
- 肋骨角
- 肋骨体
- 肋骨結節
- 肋骨結節関節面
- 肋骨頚
- 肋骨頭
- 肋骨頭関節面
- 肋骨頭稜

図5.10 胸骨と肋骨の位置関係

- 頚切痕
- 鎖骨がつく
- 胸骨柄
- 第1肋骨切痕
- 胸骨柄結合
- 第2肋骨切痕
- 胸骨角(第2肋骨が結合)
- 胸骨体
- 剣状突起

【前面】　【右側面】

❻ 上肢骨の形と名称 各部の骨格

◆鎖骨
鎖骨の内側は胸骨と関節（**胸鎖関節**）、外側は肩甲骨の肩峰と関節する（**肩鎖関節**）。（p.92参照）

◆肩甲骨
逆三角形をした扁平な骨で、体幹背部で第2肋骨から第8肋骨にかけてある。

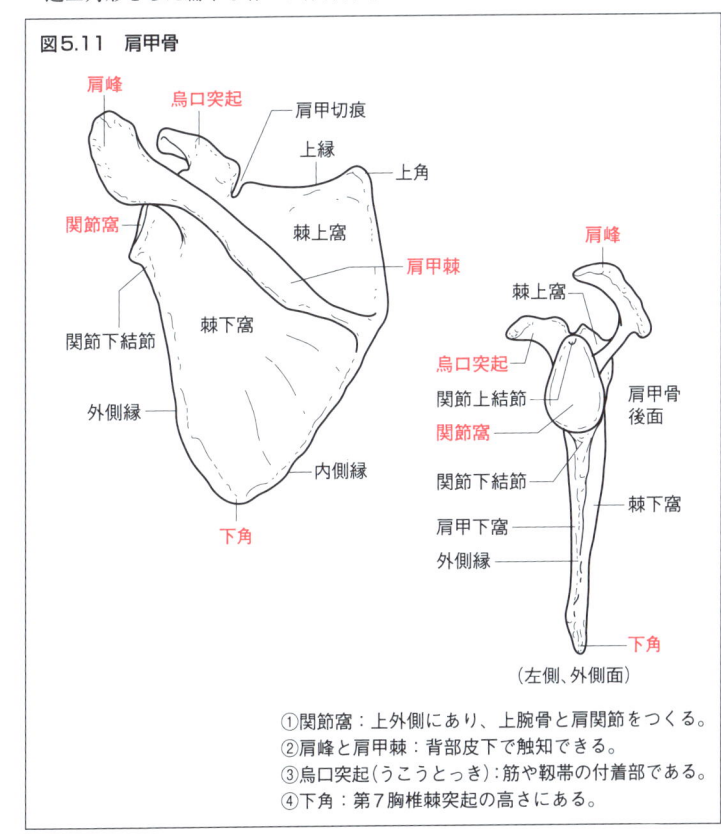

図5.11　肩甲骨

- 肩峰
- 烏口突起
- 肩甲切痕
- 上縁
- 上角
- 関節窩
- 棘上窩
- 肩甲棘
- 棘下窩
- 関節下結節
- 外側縁
- 内側縁
- 下角

- 肩峰
- 棘上窩
- 烏口突起
- 関節上結節
- 関節窩
- 肩甲骨後面
- 関節下結節
- 棘下窩
- 肩甲下窩
- 外側縁
- 下角

（左側、外側面）

①関節窩：上外側にあり、上腕骨と肩関節をつくる。
②肩峰と肩甲棘：背部皮下で触知できる。
③烏口突起（うこうとっき）：筋や靱帯の付着部である。
④下角：第7胸椎棘突起の高さにある。

◆**上腕骨**

①**上腕骨頭**：半球状の関節面をもち、肩甲骨と肩関節をつくる。
②**大結節と小結節、大結節稜と小結節稜**：筋の付着部
③**外科頸**：大・小結節のすぐ下のくびれで、骨折の頻発部位である。
④**内・外側上顆**：下端肘部付近の広がりで、内側上顆は生体で皮膚の上から触ってもよくわかる。
⑤**上腕骨小頭**：橈骨と腕橈関節をつくる。
⑥**上腕骨滑車**：尺骨と腕尺関節をつくる。

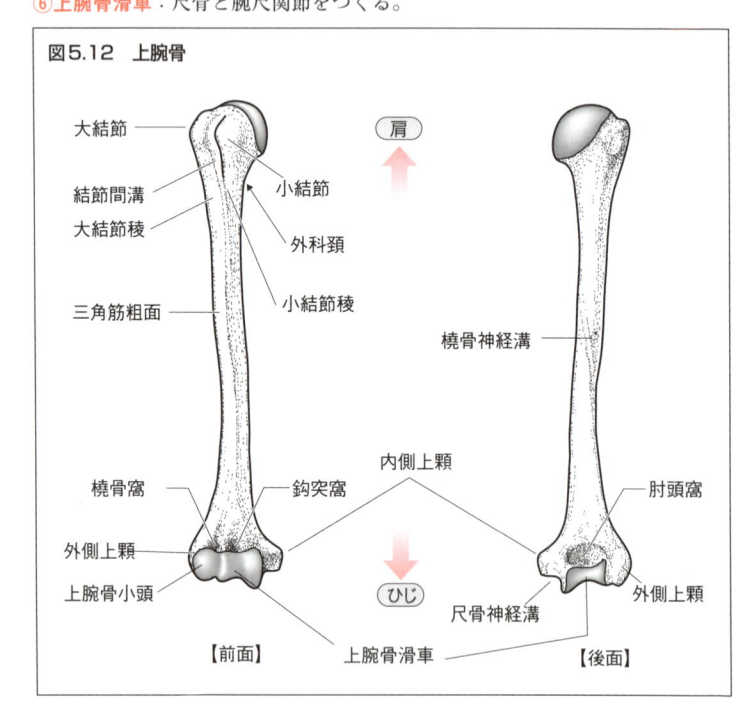

図5.12　上腕骨

【前面】
大結節
結節間溝
大結節稜
三角筋粗面
橈骨窩
外側上顆
上腕骨小頭
小結節
外科頸
小結節稜
鈎突窩
内側上顆
上腕骨滑車

【後面】
橈骨神経溝
肘頭窩
尺骨神経溝
外側上顆

肩
ひじ

ミニメモ：ひじを曲げて、ひじ頭（肘頭）とひじの内側の出っ張りの間の溝をゴリゴリすると、筋っぽいものが触れ、ピリっときます。この筋っぽいものが、尺骨神経で、溝は上腕骨にある尺骨神経溝です

◆**橈骨：前腕の外側、親指側に位置している。**

　橈骨頭には２つの関節面がある。１つは、橈骨頭の上面で、関節窩（橈骨頭窩）となり、上腕骨小頭と腕橈関節をつくる。もう１つは橈骨頭の全周で（関節環状面）、尺骨の橈骨切痕との間に上橈尺関節をつくる。

①橈骨粗面：上腕二頭筋の付着部。
②茎状突起：手首外側で皮下に触知でき、この突起のすぐ内側で、橈骨動脈の拍動を触れる。
③尺骨切痕：尺骨と下橈尺関節をつくる。

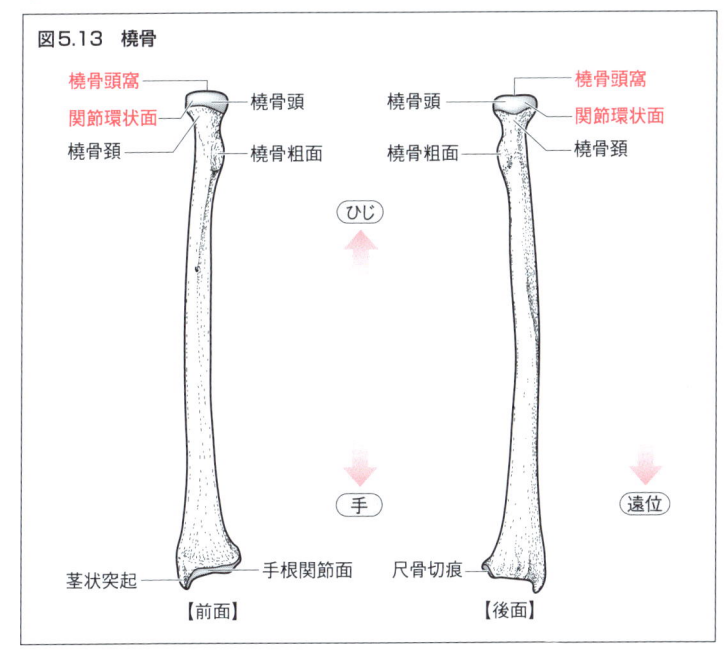

図5.13　橈骨

【前面】　橈骨頭窩／関節環状面／橈骨頚／橈骨頭／橈骨粗面／（ひじ）／（手）／茎状突起／手根関節面

【後面】　橈骨頭／橈骨粗面／橈骨頭窩／関節環状面／橈骨頚／（遠位）／尺骨切痕

ミニメモ：手首で親指側に触れる出っ張りがあります。これが橈骨の茎状突起です

6. 上肢骨の形と名称　73

◆尺骨：前腕の内側、小指側の骨。

①**肘頭**：肘部後面の突出で、皮下に触れる。**上腕三頭筋**の付着部。

②**滑車切痕**：上腕骨滑車と腕尺関節をつくる。

③**橈骨切痕**：橈骨の関節環状面と上橈尺関節をつくる。

④**尺骨粗面**：**上腕筋**の付着部

⑤**尺骨頭**：下端(手首側)で、外側面は関節環状面で、橈骨の尺骨切痕と下橈尺関節をつくる。

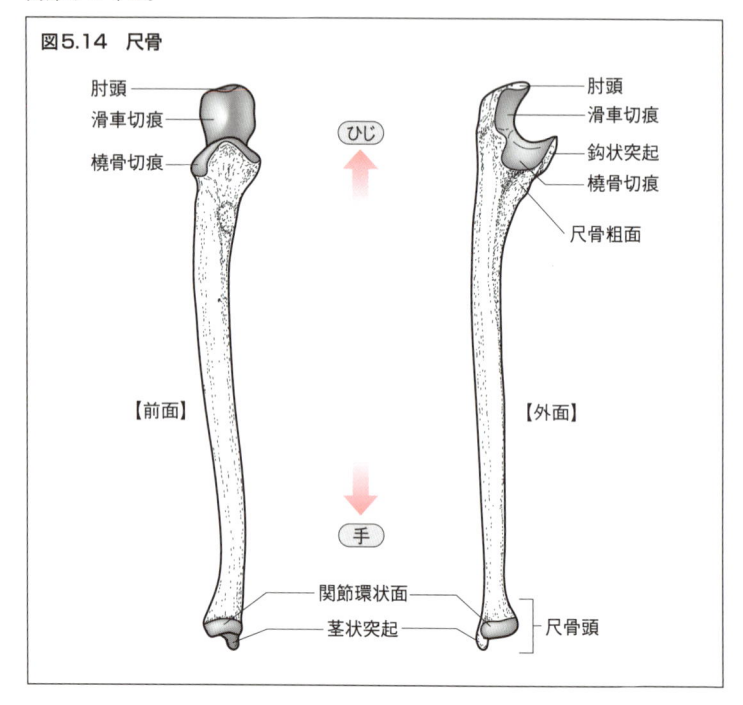

図5.14　尺骨

【前面】
- 肘頭
- 滑車切痕
- 橈骨切痕
- 関節環状面
- 茎状突起

【外面】
- 肘頭
- 滑車切痕
- 鈎状突起
- 橈骨切痕
- 尺骨粗面
- 尺骨頭

ひじ ↑　手 ↓

ミニメモ：尺骨なのに、「橈骨切痕」っていう部位があります。尺骨のこの切痕には、橈骨が関節します。橈骨の関節環状面が橈骨切痕に入り込む関節です

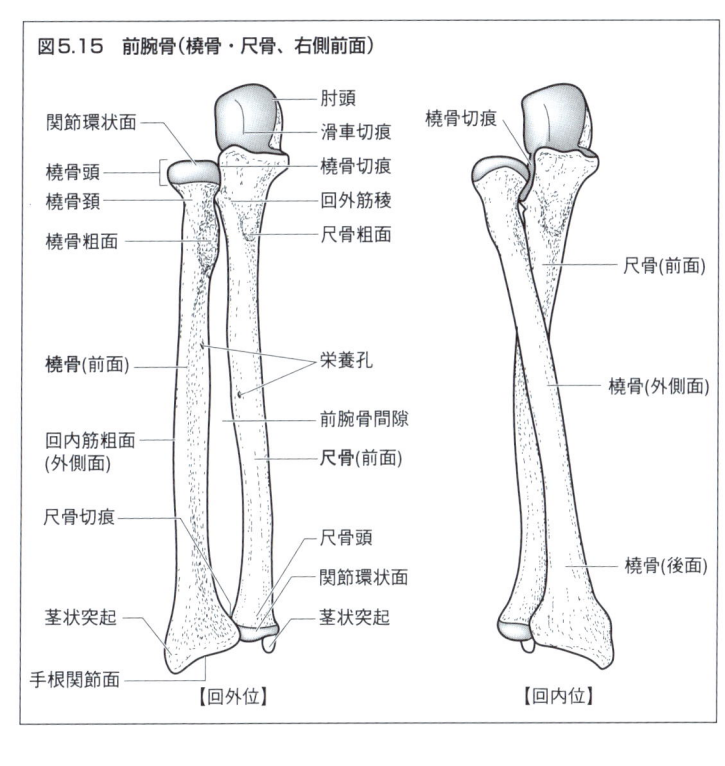

図5.15 前腕骨(橈骨・尺骨、右側前面)

【回外位】
- 関節環状面
- 橈骨頭
- 橈骨頸
- 橈骨粗面
- 橈骨(前面)
- 回内筋粗面(外側面)
- 尺骨切痕
- 茎状突起
- 手根関節面
- 肘頭
- 滑車切痕
- 橈骨切痕
- 回外筋稜
- 尺骨粗面
- 栄養孔
- 前腕骨間隙
- 尺骨(前面)
- 尺骨頭
- 関節環状面
- 茎状突起

【回内位】
- 橈骨切痕
- 尺骨(前面)
- 橈骨(外側面)
- 橈骨(後面)

ミニメモ：茎状突起は、橈骨にも尺骨にもあるね

6．上肢骨の形と名称

◆**手の骨**

　手の関節は複雑で、手根の関節、中手の関節、指の関節に大別される。そして手根の関節には4種、中手の関節には3種、指には2種の関節が含まれる。

①**中手指節関節**：中手骨頭と指の基節骨底との関節（**MP関節**）

②**(手の)指節間関節**：各指の指節の骨の間の関節で、蝶番関節である。第1指（母指）の指骨は、基節骨と末節骨であるが、第2〜5指の指骨は**基節骨**、**中節骨**、**末節骨**からなり、各指節間関節は2か所ある。

・近位指節間関節：基節骨と中節骨間（**PIP関節**）
・遠位指節間関節：中節骨と末節骨間（**DIP関節**）

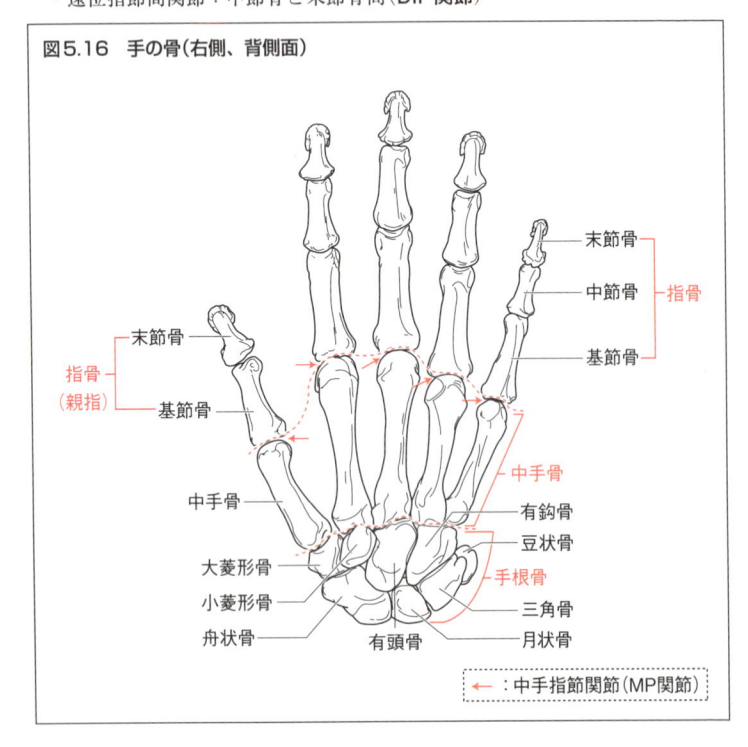

図5.16　手の骨（右側、背側面）

←：中手指節関節（MP関節）

ミニメモ：手の骨の数は、片手で27個です。
手根骨（8個）＋中手骨（5個）＋指骨（14個）です

❼ 下肢骨の形と名称　各部の骨格

◆寛骨（かんこつ）

　思春期までは腸骨・恥骨・坐骨の3骨が軟骨結合している。成人になって、3骨は骨結合し寛骨となる。3骨が会合する外側に寛骨臼がある。

①**寛骨臼**：大腿骨頭と股関節をつくる。
②**上前腸骨棘**：腸骨稜の前端で突出しており、虫垂炎の際の圧痛点の基点となるなど皮膚の上から確認できる。
③**耳状面**：後上端内側にある関節面で、仙骨の耳状面と仙腸関節をつくる。
④**恥骨結合面**：左右両側のこの面の間に線維軟骨の恥骨間円板をはさみ、恥骨結合をつくる。
⑤**坐骨結節**：殿部で皮下に触れることのできる隆起である。多くの大腿後面の筋の付着部となっている。

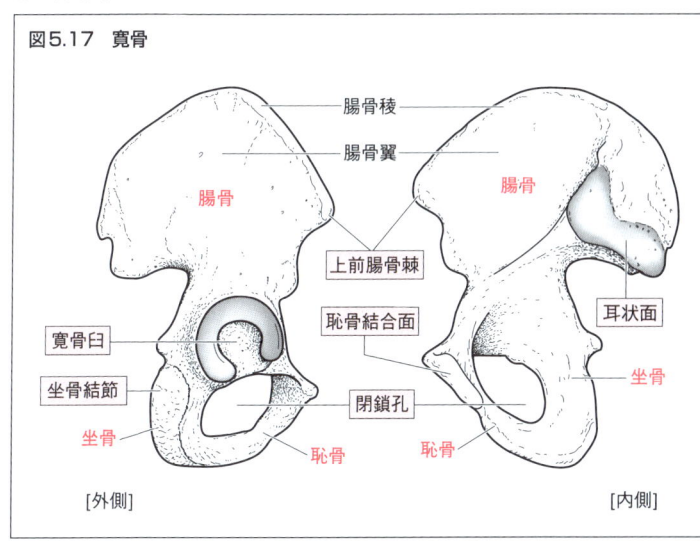

図5.17　寛骨

（腸骨稜、腸骨翼、腸骨、上前腸骨棘、恥骨結合面、耳状面、寛骨臼、坐骨結節、閉鎖孔、坐骨、恥骨　[外側]　[内側]）

7. 下肢骨の形と名称

◆大腿骨：人体中で最も大きな管状骨である。

①**大腿骨頭**：**寛骨臼**と股関節をつくる。

②**大転子、小転子、転子間稜、殿筋粗面、恥骨筋線、粗線（内側唇、外側唇）**：筋の付着部

③**内側顆・外側顆**：**脛骨**の同名関節面と膝関節を形成する。

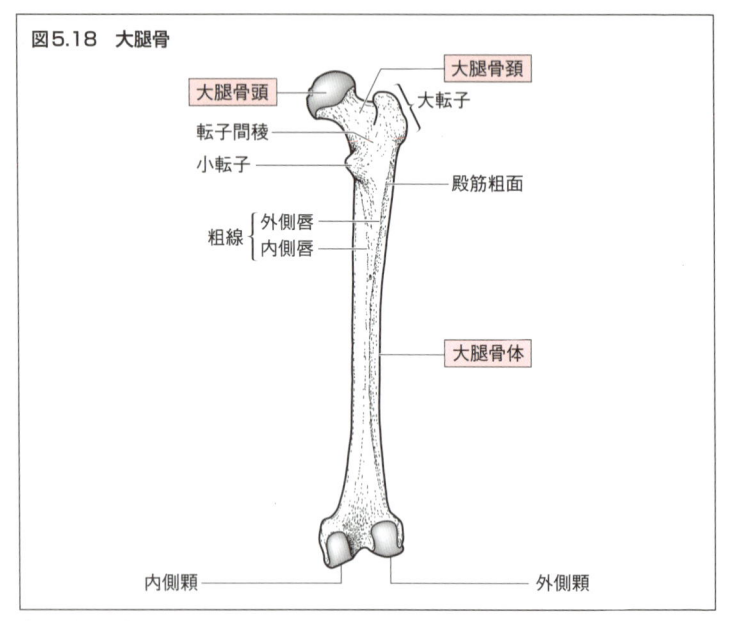

図5.18　大腿骨

大腿骨頭　大腿骨頚　大転子　転子間稜　小転子　殿筋粗面　粗線｛外側唇／内側唇｝　大腿骨体　内側顆　外側顆

◆膝蓋骨：大腿四頭筋腱内にできた人体中最大の**種子骨**である。

◆脛骨：下腿の**内側**にある、太い長骨である。

①**内側顆・外側顆**：両上面は浅くくぼんだ関節面で、大腿骨と膝関節をつくる。

②**脛骨粗面**：膝蓋靱帯（大腿四頭筋の停止腱）が付着する。

③**内果（うちくるぶし）**：足首の内側のくるぶしで、内面は関節面となり、下関節面とともに距骨と距腿関節を形成する。

◆腓骨：下腿の**外側**にあり、細くて長い。

①**腓骨頭**：上端の肥厚部で、内側に関節面をもち脛骨と**脛腓関節**（平面関節）をつくる。膝関節には関与しない。大腿二頭筋が付着する。

②**外果（そとくるぶし）**：足首の外側のくるぶしで、内側面は関節面となり、脛骨の関節面と距骨と**距腿関節**をつくる。

図5.19 膝関節の運動

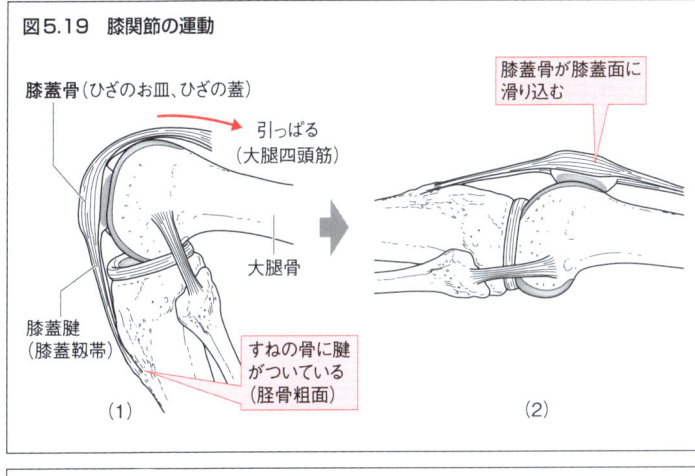

膝蓋骨（ひざのお皿、ひざの蓋）

引っぱる（大腿四頭筋）

大腿骨

膝蓋腱（膝蓋靱帯）

すねの骨に腱がついている（脛骨粗面）

(1)

膝蓋骨が膝蓋面に滑り込む

(2)

図5.20 下腿骨

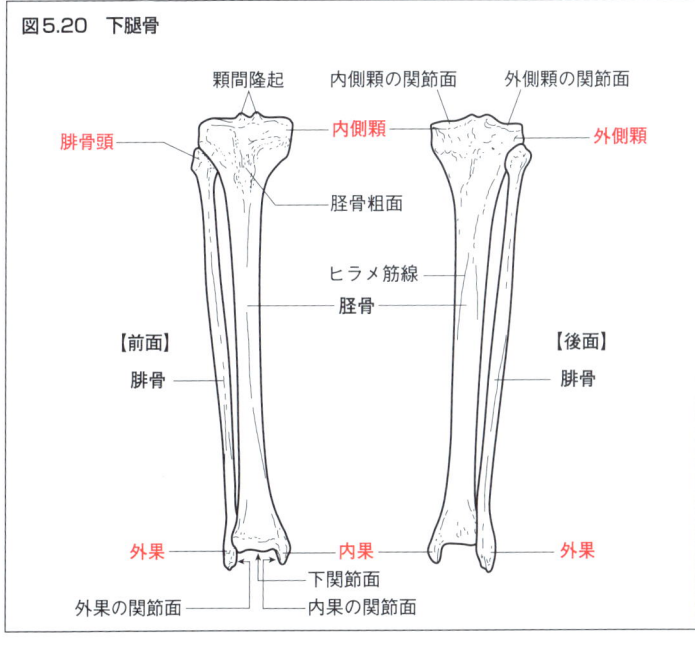

顆間隆起
内側顆の関節面
外側顆の関節面
腓骨頭
内側顆
外側顆
脛骨粗面
ヒラメ筋線
脛骨

【前面】
腓骨

【後面】
腓骨

外果
内果
外果
下関節面
外果の関節面
内果の関節面

7. 下肢骨の形と名称

◆足の骨

足根骨の距骨と下腿骨（脛骨、腓骨）が関節して、**距腿関節**をつくる。

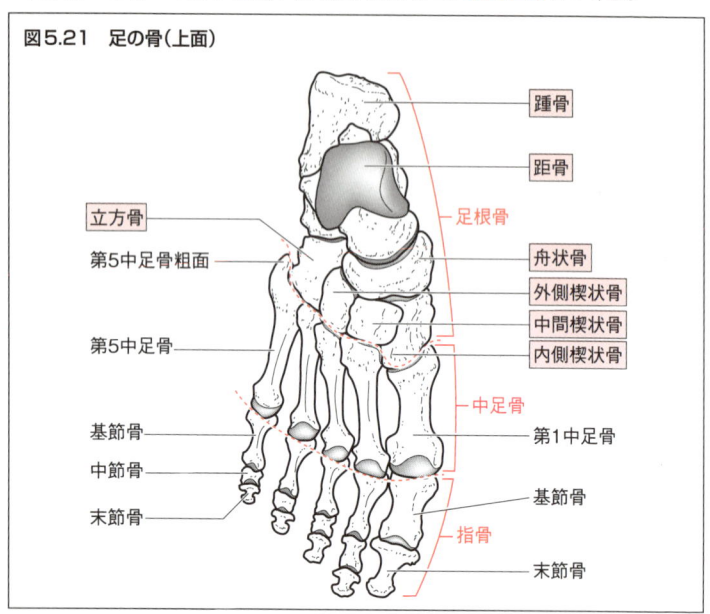

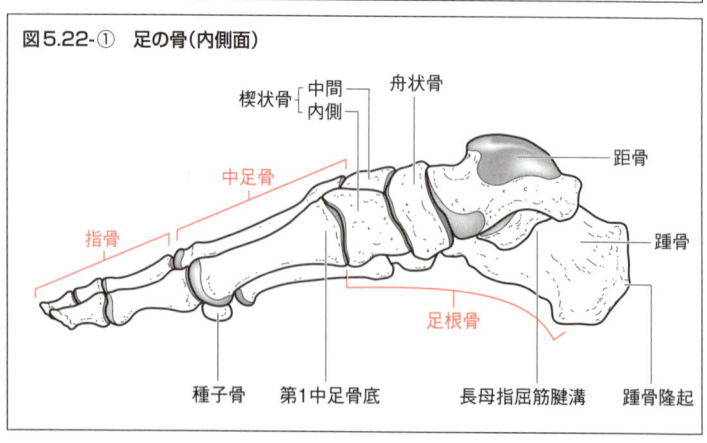

図5.21　足の骨（上面）

- 踵骨
- 距骨
- 立方骨
- 第5中足骨粗面
- 第5中足骨
- 基節骨
- 中節骨
- 末節骨
- 足根骨
- 舟状骨
- 外側楔状骨
- 中間楔状骨
- 内側楔状骨
- 中足骨
- 第1中足骨
- 基節骨
- 指骨
- 末節骨

図5.22-①　足の骨（内側面）

- 楔状骨（中間／内側）
- 舟状骨
- 距骨
- 踵骨
- 中足骨
- 指骨
- 種子骨
- 第1中足骨底
- 長母指屈筋腱溝
- 踵骨隆起
- 足根骨

図5.22-② 足の骨（外側面）

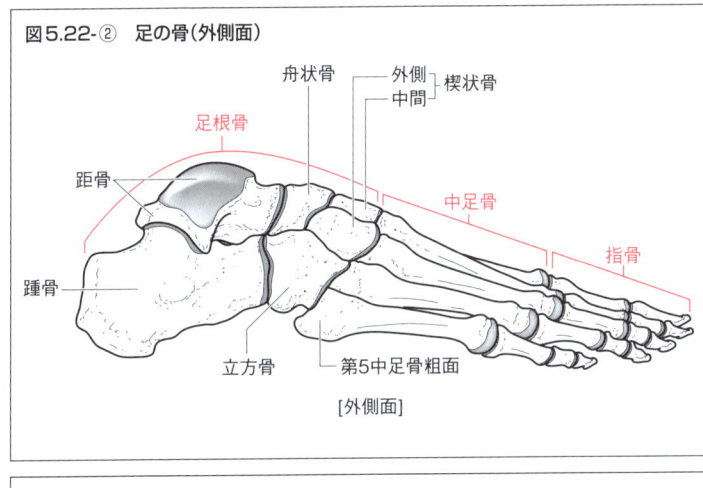

足根骨
距骨
踵骨
舟状骨
外側楔状骨
中間楔状骨
中足骨
指骨
立方骨
第5中足骨粗面

[外側面]

図5.23 距骨と踵骨

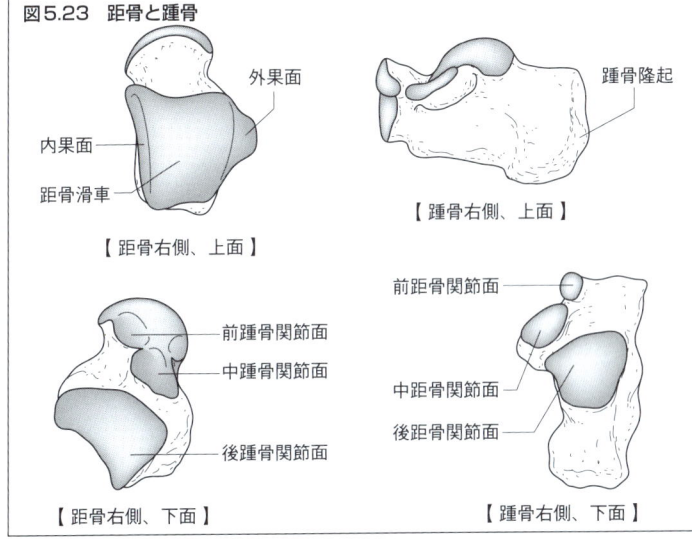

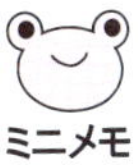

外果面
内果面
距骨滑車

【距骨右側、上面】

踵骨隆起

【踵骨右側、上面】

前踵骨関節面
中踵骨関節面
後踵骨関節面

【距骨右側、下面】

前距骨関節面
中距骨関節面
後距骨関節面

【踵骨右側、下面】

> **ミニメモ**　足は26個の骨からできています。
> 足根骨（7個）＋中足骨（5個）＋指骨（14個）です

7. 下肢骨の形と名称

⑧ 頭蓋骨の形と名称　各部の骨格

◆脳の周りを囲っている頭蓋骨を**脳頭蓋**といい、鼻や頬、顎の部分の骨を**顔面頭蓋**という。

◆脳頭蓋は、**前頭骨**、**頭頂骨**、**後頭骨**、**側頭骨**、**蝶形骨**、**篩骨**からなる。

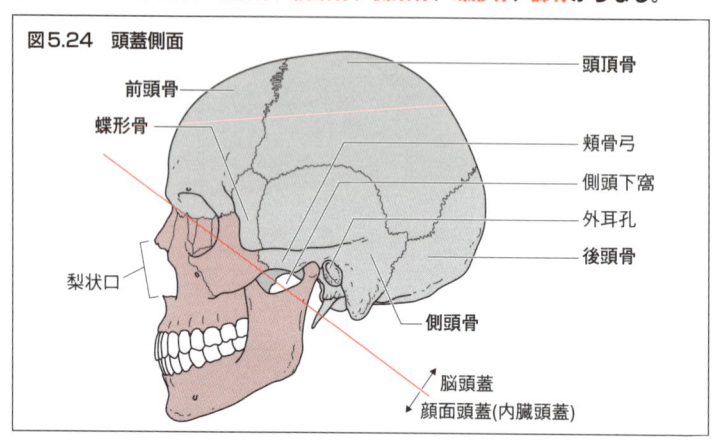

図5.24　頭蓋側面

- 前頭骨
- 蝶形骨
- 梨状口
- 頭頂骨
- 頬骨弓
- 側頭下窩
- 外耳孔
- 後頭骨
- 側頭骨
- 脳頭蓋
- 顔面頭蓋(内臓頭蓋)

◆後頭骨
頭蓋腔と脊柱管の交通路となる**大孔**（大後頭孔）が開いており、この孔の左右下面に環椎の上関節窩と連結する**後頭顆**が関節頭をなしている（環椎後頭関節）。

◆側頭骨
鱗部、岩様部（錐体部）、鼓室部からなる。外耳孔、外耳道、乳様突起、下顎窩、錐体（平衡聴覚器である内耳を入れる）、内耳孔、内耳道などがある。

◆蝶形骨
頭蓋底のほぼ中央を占め、蝶形骨体上面には**トルコ鞍**（あん）というくぼみがある。トルコ鞍の中央には下垂体を入れる下垂体窩がある。視神経管、上眼窩裂、眼窩面、正円孔、卵円孔、棘孔、蝶形骨洞などがある。

◆篩骨（しこつ）
頭蓋底の一部で、嗅神経を通す小孔が多数あき（**篩板**）、鼻腔内に下がり（鼻中隔の一部、**垂直板**）、上・中鼻甲介、眼窩板、篩骨洞（蜂巣）などがある。

◆下顎骨
顔面頭蓋。関節突起の上端は、下顎頭となり、側頭骨の下顎窩と顎関節をつ

くる。筋突起には、側頭筋が停止する。

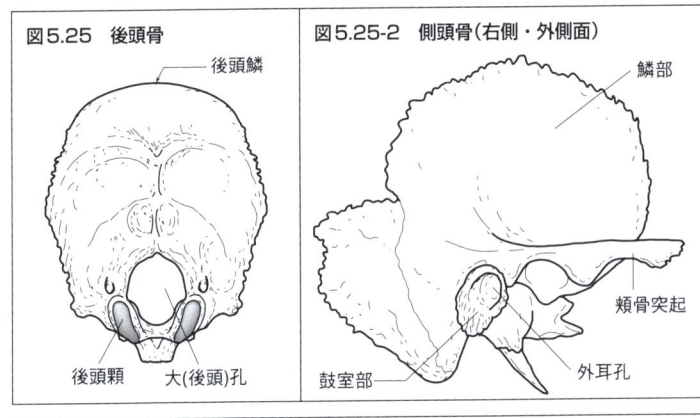

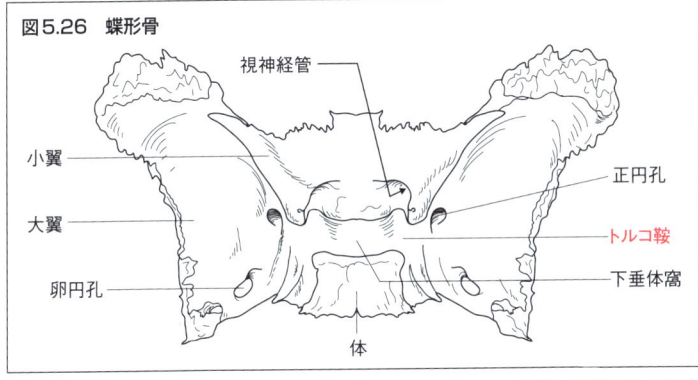

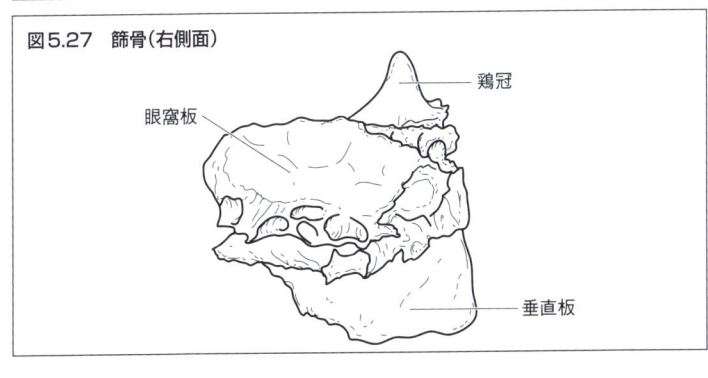

図5.25　後頭骨
- 後頭鱗
- 後頭顆
- 大(後頭)孔

図5.25-2　側頭骨(右側・外側面)
- 鱗部
- 頬骨突起
- 鼓室部
- 外耳孔

図5.26　蝶形骨
- 視神経管
- 小翼
- 大翼
- 卵円孔
- 正円孔
- トルコ鞍
- 下垂体窩
- 体

図5.27　篩骨(右側面)
- 鶏冠
- 眼窩板
- 垂直板

8. 頭蓋骨の形と名称

❾ 各部の連結

1. 脊柱の連結

◆脊柱の全景：上下の椎体は間に椎間円板をはさみ、柱状をなして脊柱となる。

椎骨は成人では**26**個ある。椎孔は上下で連なり脊柱管となり脊髄を入れる。上位の下椎切痕と下位の上椎切痕とが合わさって椎間孔をつくり、脊髄神経を出入りさせる（p.68参照）。

脊柱は柱状であるが、前後に生理的なS状弯曲をつくっている。

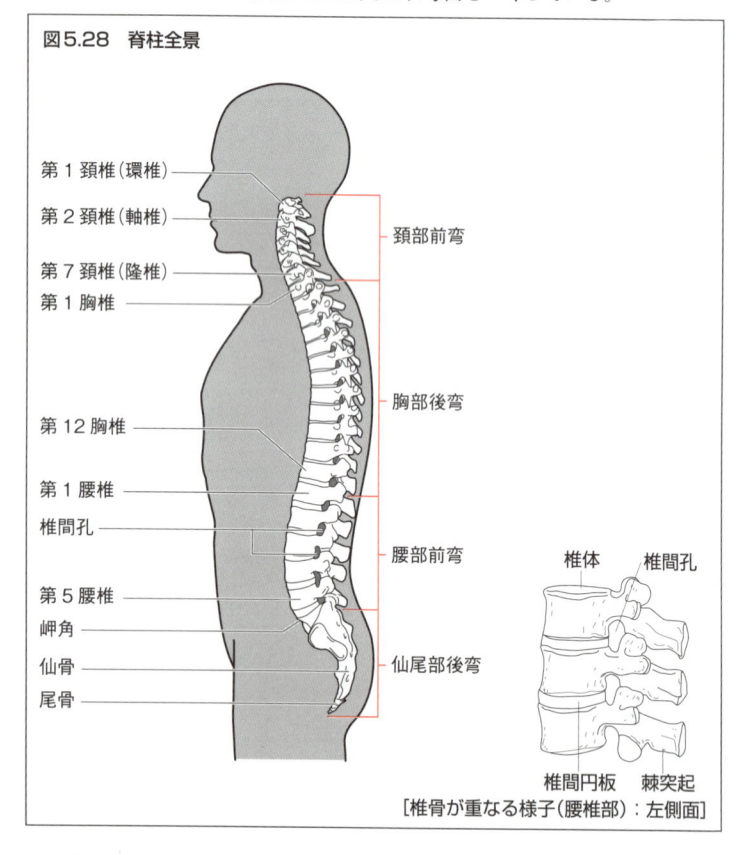

図5.28 脊柱全景

第1頸椎（環椎）
第2頸椎（軸椎）
第7頸椎（隆椎）
第1胸椎
頸部前弯

第12胸椎
胸部後弯

第1腰椎
椎間孔
腰部前弯

第5腰椎
岬角
仙骨
尾骨
仙尾部後弯

椎体　椎間孔
椎間円板　棘突起
［椎骨が重なる様子（腰椎部）：左側面］

2. 胸郭の連結

◆**胸郭は12個の胸椎、12対の肋骨、1個の胸骨からなるカゴ状の骨格で、胸腔内臓の保護と呼吸作用に関与する。**

◆**胸郭上口は、頸部内臓や大血管の胸腔内への出入口となる。**

第1胸椎、左右第1肋骨、胸骨の上縁に囲まれた空間である。

◆**胸郭下口は、横隔膜にて閉じられ、腹腔と境界されている。**

第12胸椎と左右の肋骨弓および胸骨下端に囲まれた空間である。

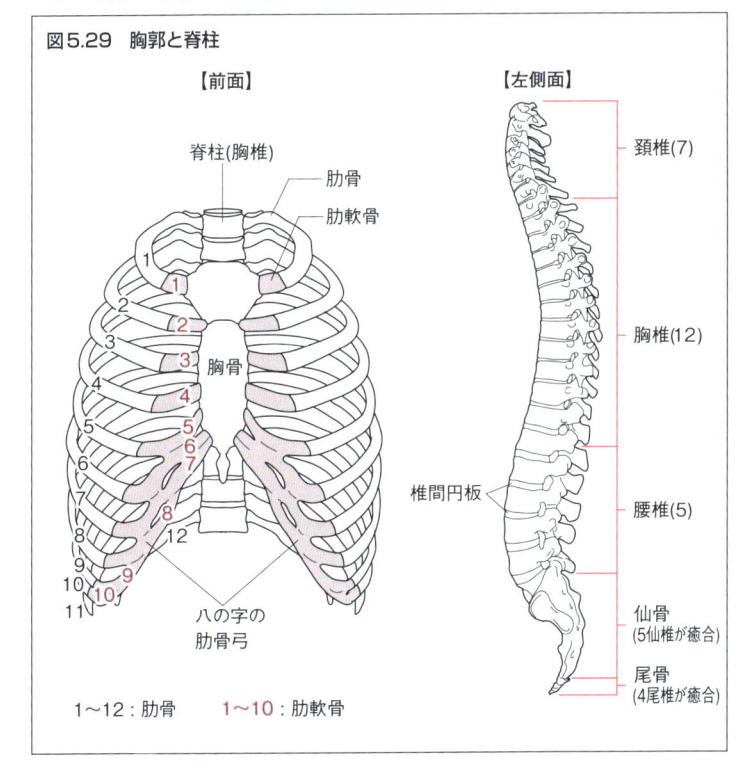

図5.29 胸郭と脊柱

【前面】
- 脊柱(胸椎)
- 肋骨
- 肋軟骨
- 胸骨
- 八の字の肋骨弓

1～12：肋骨　　1～10：肋軟骨

【左側面】
- 頸椎(7)
- 胸椎(12)
- 椎間円板
- 腰椎(5)
- 仙骨(5仙椎が癒合)
- 尾骨(4尾椎が癒合)

3. 骨盤の連結

◆骨盤は、左右の寛骨と仙骨、尾骨によってつくられるスリ鉢状の骨格。

体幹と自由下肢とをつなぎ、骨盤内臓を入れて保護する。後方にて仙骨と寛骨は耳状面で関節(仙腸関節)し、前方では左右の寛骨が恥骨部で結合(恥骨結合)している。骨盤の形状は男女で異なる。

◆骨盤は分界線により、上部の大骨盤と下部の小骨盤とに分けられる。

小骨盤は恥骨結合により閉じて骨盤腔をつくり、骨盤内臓を入れ、分娩のときの産道となる。骨盤腔の上方で分界線に沿う部分を骨盤上口、下方を骨盤下口という。

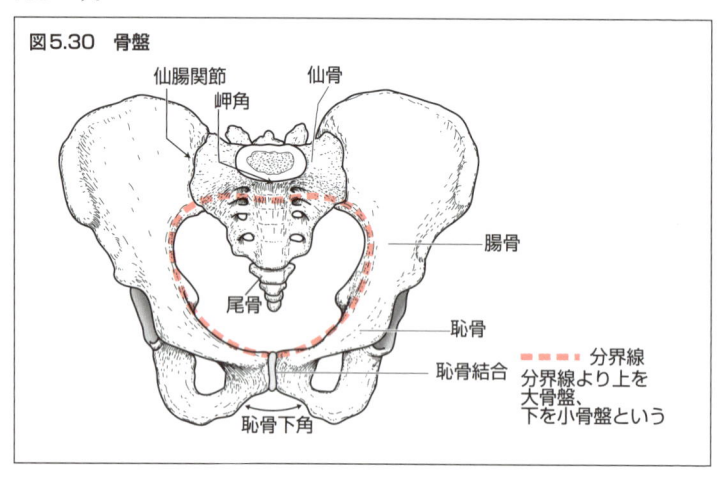

図5.30 骨盤

4. 頭蓋骨の連結

◆脳頭蓋は統合して空間を形成し(頭蓋腔)、内部に脳を入れ保護している。

頭蓋腔の上方のドーム上の部分を頭蓋冠、底部を頭蓋底といい区別する

◆頭蓋冠を構成する頭頂骨、前頭骨、後頭骨、側頭骨のそれぞれのつなぎ目を縫合とよぶ。

①矢状縫合:左右の頭頂骨の間
②冠状縫合:前頭骨と左右頭頂骨の間
③ラムダ縫合:左右頭頂骨と後頭骨の間
④鱗状縫合:側頭骨と頭頂骨の間

pick up　男性と女性の骨盤

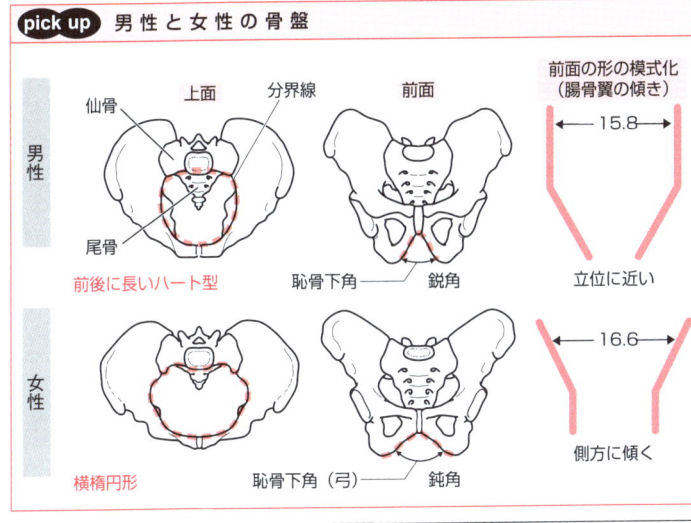

男性
- 上面：仙骨／分界線／尾骨
- 前後に長いハート型
- 前面：恥骨下角（鋭角）
- 前面の形の模式化（腸骨翼の傾き）：15.8／立位に近い

女性
- 上面：横楕円形
- 前面：恥骨下角（弓）（鈍角）
- 前面の形の模式化（腸骨翼の傾き）：16.6／側方に傾く

図5.31　縫合と泉門

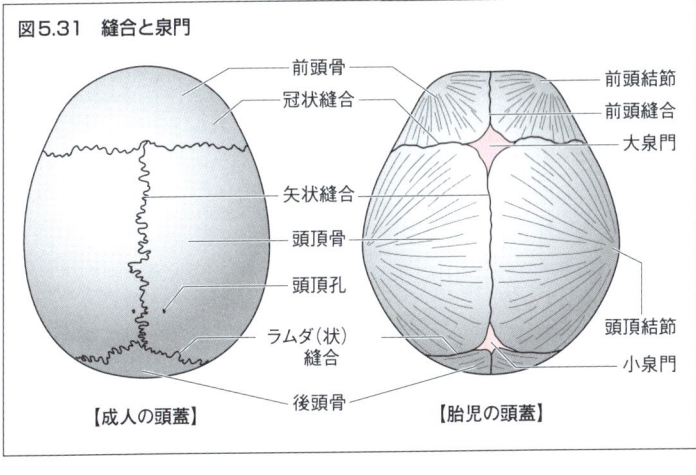

【成人の頭蓋】
- 前頭骨
- 冠状縫合
- 矢状縫合
- 頭頂骨
- 頭頂孔
- ラムダ（状）縫合
- 後頭骨

【胎児の頭蓋】
- 前頭結節
- 前頭縫合
- 大泉門
- 頭頂結節
- 小泉門

9. 各部の連結　87

◆**頭蓋底は、内側からは下垂体窩などが見られる(内頭蓋底)、外側からは上顎骨などが見られる(外頭蓋底)。**

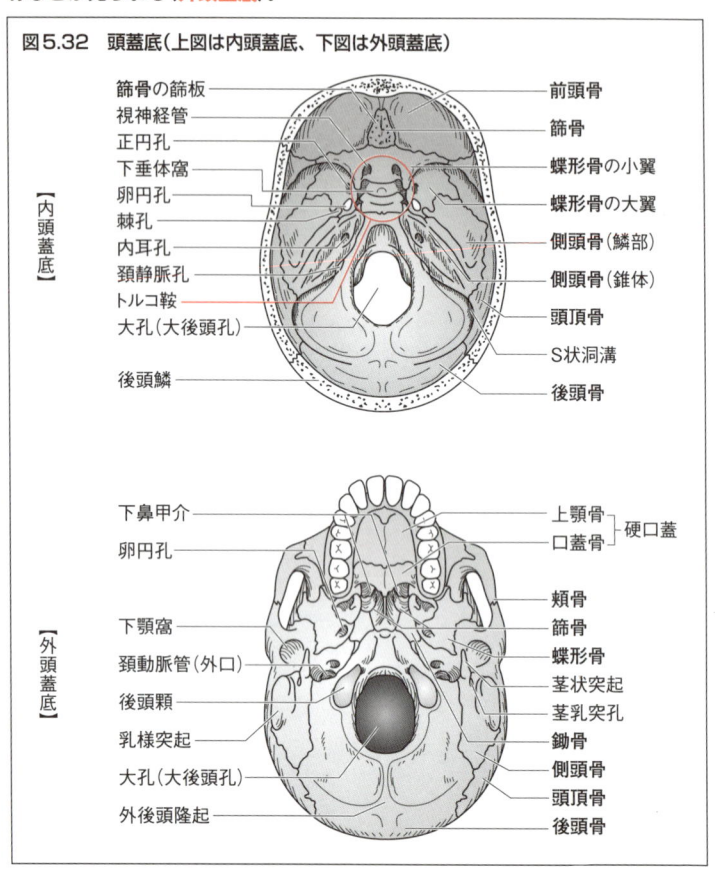

図5.32 頭蓋底(上図は内頭蓋底、下図は外頭蓋底)

【内頭蓋底】
- 篩骨の篩板
- 視神経管
- 正円孔
- 下垂体窩
- 卵円孔
- 棘孔
- 内耳孔
- 頚静脈孔
- トルコ鞍
- 大孔(大後頭孔)
- 後頭鱗
- 前頭骨
- 篩骨
- 蝶形骨の小翼
- 蝶形骨の大翼
- 側頭骨(鱗部)
- 側頭骨(錐体)
- 頭頂骨
- S状洞溝
- 後頭骨

【外頭蓋底】
- 下鼻甲介
- 卵円孔
- 下顎窩
- 頚動脈管(外口)
- 後頭顆
- 乳様突起
- 大孔(大後頭孔)
- 外後頭隆起
- 上顎骨
- 口蓋骨 }硬口蓋
- 頬骨
- 篩骨
- 蝶形骨
- 茎状突起
- 茎乳突孔
- 鋤骨
- 側頭骨
- 頭頂骨
- 後頭骨

◆**眼窩は、眼球を入れるくぼみである。**

　前頭骨、頬骨、上顎骨、蝶形骨、篩骨、口蓋骨、涙骨の7種の骨により囲まれている。

図5.33 眼窩と鼻腔

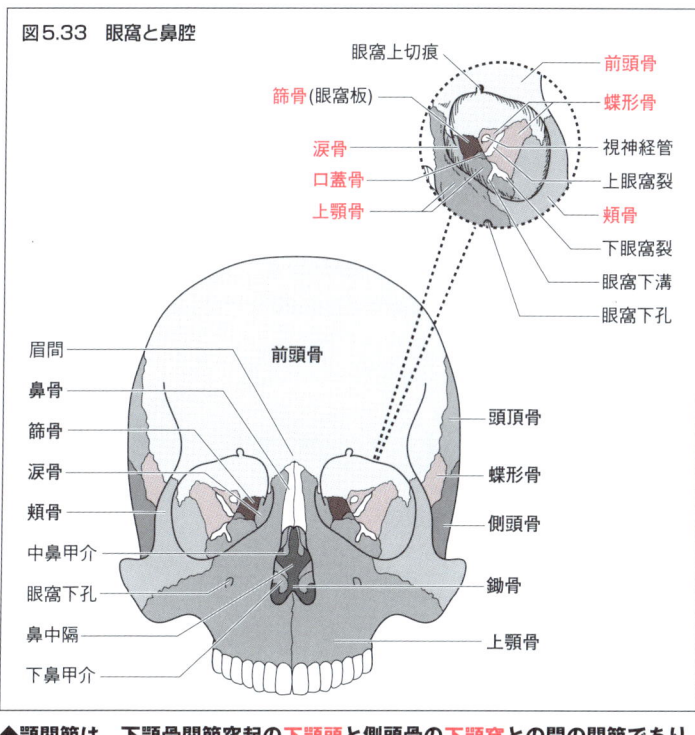

眼窩上切痕
前頭骨
篩骨(眼窩板)
蝶形骨
涙骨
視神経管
口蓋骨
上眼窩裂
上顎骨
頬骨
下眼窩裂
眼窩下溝
眼窩下孔

眉間
前頭骨
鼻骨
篩骨
頭頂骨
涙骨
蝶形骨
頬骨
側頭骨
中鼻甲介
眼窩下孔
鋤骨
鼻中隔
上顎骨
下鼻甲介

◆顎関節は、下顎骨関節突起の**下顎頭**と側頭骨の**下顎窩**との間の関節であり、関節腔内に**関節円板**がある。

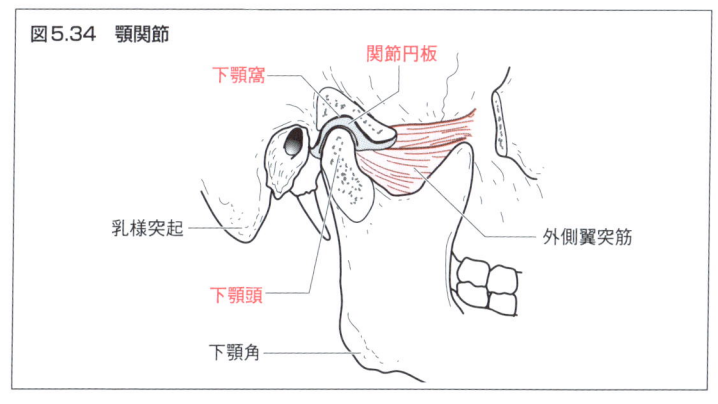

図5.34 顎関節

下顎窩
関節円板
乳様突起
外側翼突筋
下顎頭
下顎角

9. 各部の連結

5. 上肢の連結

◆**【肩関節】** **肩甲骨関節窩**と上腕骨の**上腕骨頭**とによる球関節。可動域が広いが、脱臼が起こりやすい。

◆**【肘関節】** 上腕骨下端と橈骨と尺骨の上端が互いに関節し、**腕尺関節**、**腕橈関節**、**上橈尺関節**の3つの関節が1つの関節包に包まれる。複関節である。

◆**腕尺関節**は、上腕骨滑車と尺骨の滑車切痕との間の**蝶番関節**である。

◆**腕橈関節**は、上腕骨小頭と橈骨頭上面の関節窩との間の**球関節**をいう。

◆**上橈尺関節**は、橈骨頭の関節環状面と尺骨の橈骨切痕との間の**車軸関節**をいう。

橈骨頭の関節環状面を輪状に取り巻いている靱帯を、**橈骨輪状靱帯**という。尺骨の橈骨切痕の前縁と後縁につく。

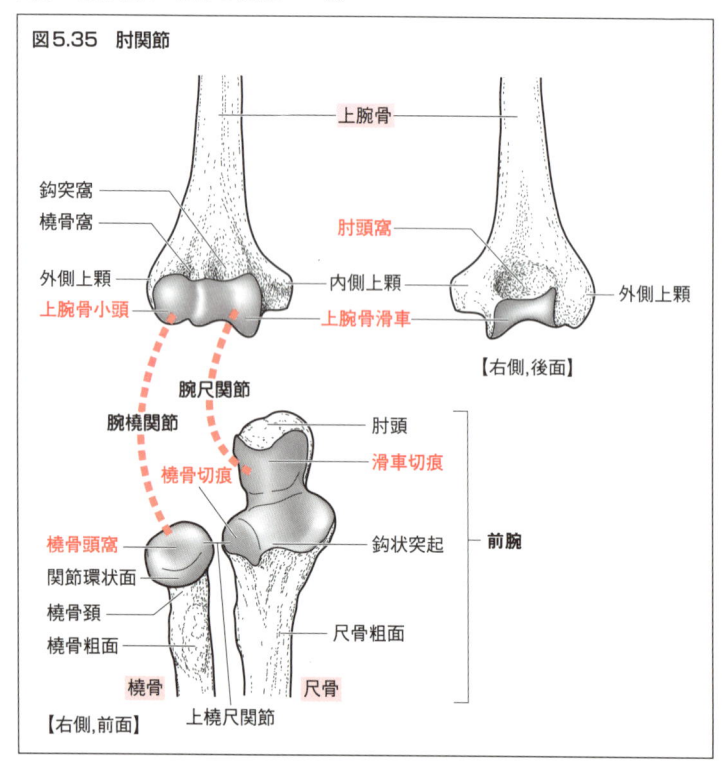

図5.35 肘関節

図5.36 ひじの曲げ伸ばし

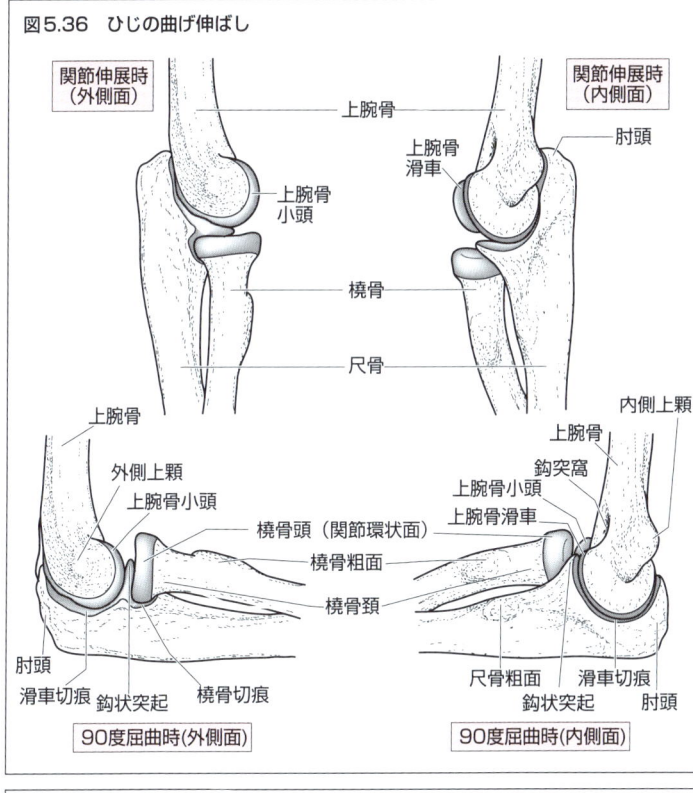

関節伸展時（外側面）
- 上腕骨
- 上腕骨小頭
- 橈骨
- 尺骨

関節伸展時（内側面）
- 上腕骨
- 上腕骨滑車
- 肘頭

90度屈曲時（外側面）
- 上腕骨
- 外側上顆
- 上腕骨小頭
- 橈骨頭（関節環状面）
- 橈骨粗面
- 橈骨頚
- 肘頭
- 滑車切痕
- 鈎状突起
- 橈骨切痕

90度屈曲時（内側面）
- 内側上顆
- 上腕骨
- 鈎突窩
- 上腕骨小頭
- 上腕骨滑車
- 尺骨粗面
- 鈎状突起
- 滑車切痕
- 肘頭

図5.37 肘関節の靱帯
- 関節包
- 上腕骨
- 外側上顆
- 内側上顆
- 外側側副靱帯
- 内側側副靱帯
- 橈骨輪状靱帯
- 橈骨
- 尺骨

9．各部の連結

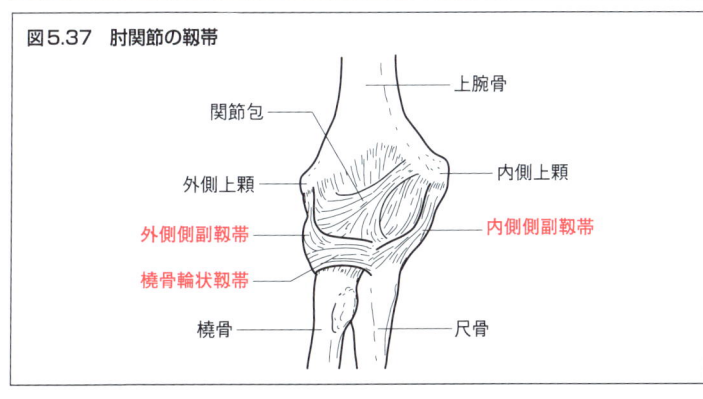

6. 下肢の連結

◆**【股関節】** 大腿骨頭と寛骨臼（関節窩）との間の臼状関節で、球関節の一種である。関節窩が深く、肩関節よりその運動は制限される。

①**関節唇**：寛骨臼周縁の線維軟骨で、関節窩を深くする。
②**大腿骨頭靱帯**：大体骨頭から寛骨臼につく関節内靱帯。

◆**【膝関節】** **大腿骨**の内側顆・外側顆と**脛骨**の内側顆・外側顆、および**膝蓋骨**の関節面と**大腿骨**の膝蓋面とが関節する。複関節である。大腿骨と脛骨との関節は蝶番関節である。

脛骨上面の浅い関節窩には、線維軟骨の関節半月が両側（内側半月と外側半月）にあり補っている。

◆膝関節の関節包内には、前十字靱帯と後十字靱帯よりなる**膝十字靱帯**が関節内靱帯として存在し、関節包は**内側側副靱帯**、**外側側副靱帯**などによって補強される。

前面は**大腿四頭筋腱**が関節包の一部をなし、腱の中に含まれる膝蓋骨が大腿骨と鞍関節をつくる。膝蓋骨より下の大腿四頭筋腱は**膝蓋靱帯**とよび、脛骨粗面につく。

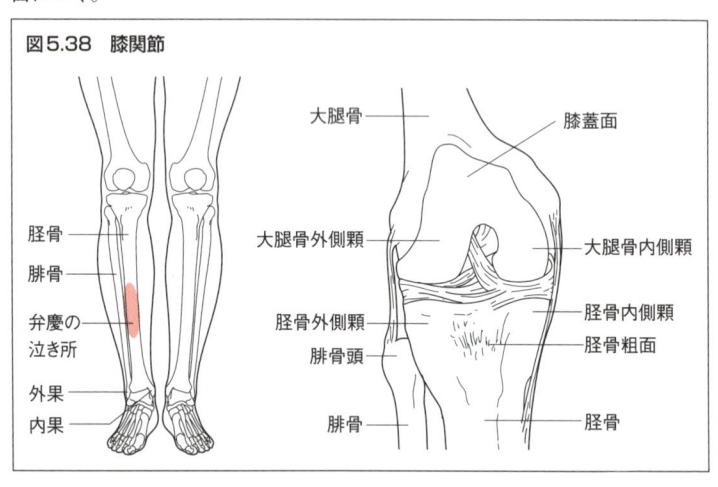

図5.38　膝関節

図5.39　膝関節の半月板

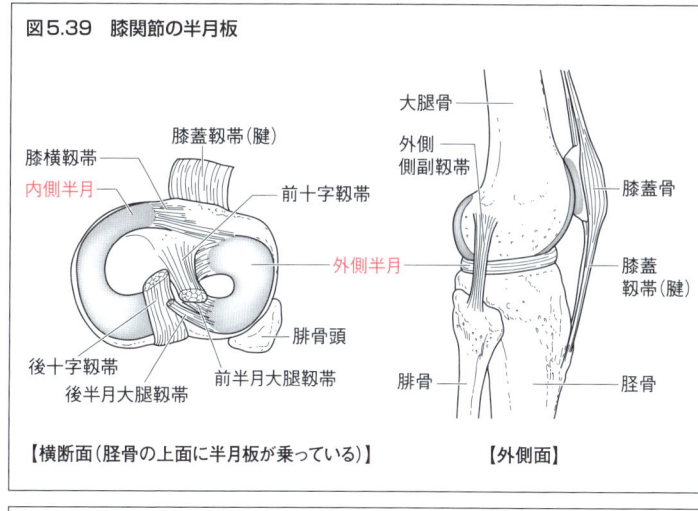

- 膝横靱帯
- 内側半月
- 膝蓋靱帯（腱）
- 前十字靱帯
- 外側半月
- 腓骨頭
- 後十字靱帯
- 後半月大腿靱帯
- 前半月大腿靱帯

【横断面（脛骨の上面に半月板が乗っている）】

- 大腿骨
- 外側側副靱帯
- 膝蓋骨
- 膝蓋靱帯（腱）
- 腓骨
- 脛骨

【外側面】

図5.40　膝関節の靱帯（右ひざ）

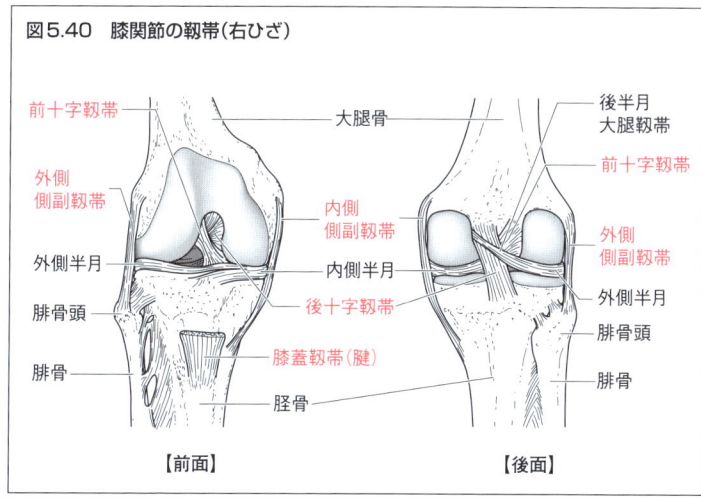

- 前十字靱帯
- 外側側副靱帯
- 外側半月
- 腓骨頭
- 腓骨
- 大腿骨
- 内側側副靱帯
- 内側半月
- 後十字靱帯
- 膝蓋靱帯（腱）
- 脛骨

【前面】

- 後半月大腿靱帯
- 前十字靱帯
- 外側側副靱帯
- 外側半月
- 腓骨頭
- 腓骨

【後面】

◆**足関節は下腿骨（脛骨、腓骨）と足根骨の距骨との間の関節で、距腿関節ともいわれる。**

　脛骨の下関節面と内果関節面、それに腓骨の外果関節面よりできる関節窩に、距骨滑車が関節頭となってはまり込むラセン関節である（p.79〜81参照）。

9. 各部の連結

⑩ 全身の骨

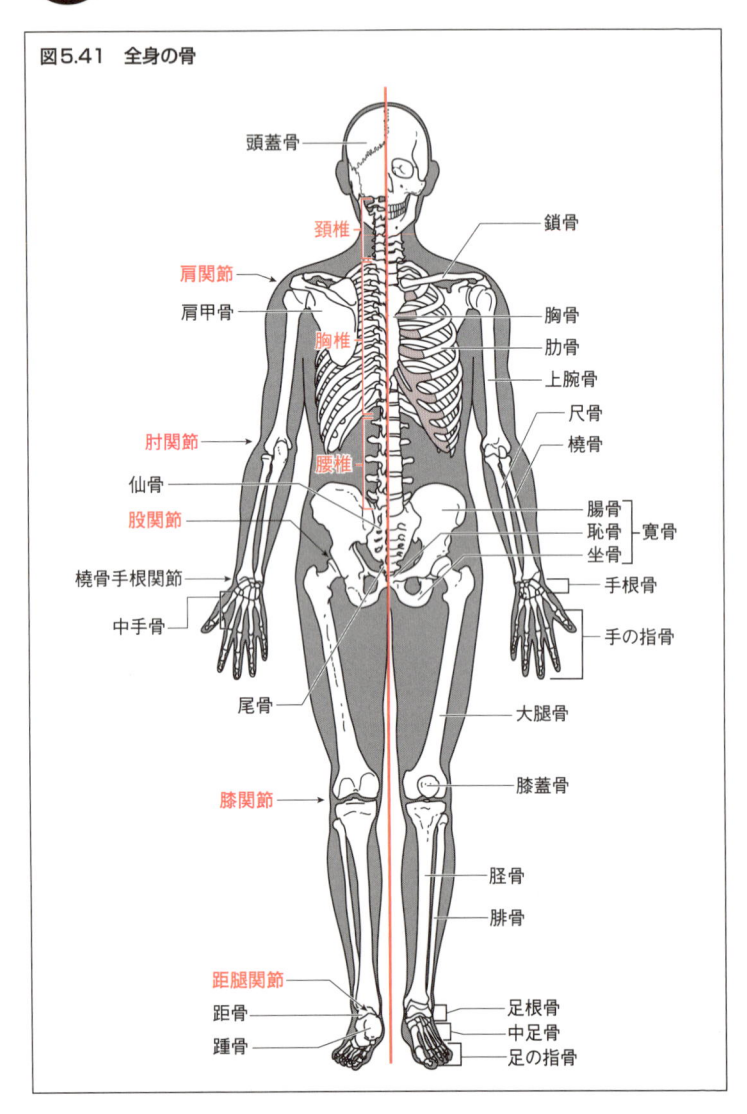

図5.41　全身の骨

- 頭蓋骨
- 頚椎
- 肩関節
- 肩甲骨
- 胸椎
- 肘関節
- 腰椎
- 仙骨
- 股関節
- 橈骨手根関節
- 中手骨
- 尾骨
- 膝関節
- 距腿関節
- 距骨
- 踵骨
- 鎖骨
- 胸骨
- 肋骨
- 上腕骨
- 尺骨
- 橈骨
- 腸骨 ─┐
- 恥骨 ├ 寛骨
- 坐骨 ─┘
- 手根骨
- 手の指骨
- 大腿骨
- 膝蓋骨
- 脛骨
- 腓骨
- 足根骨
- 中足骨
- 足の指骨

chapter 6

筋系

① 形状

総論

◆骨格筋は、基本的には骨から始まって関節を越えて他の骨につく。

筋の両端のうち、動かないほうの骨についている端を起始、動くほうの端を停止という。四肢では起始が近位で、停止が遠位にある。

◆骨格筋の両端は、筋頭、筋尾といい、多くは腱となり骨膜につく。

中央部を筋腹という。筋腹の間にある腱を中間腱という。

◆筋線維の腱に対する性状によって、筋の形状が異なり筋型が区別される。

複数の起始（筋頭）をもつものを、二頭、三頭、四頭筋などと区別する。また、筋頭は1つだが筋尾との間に1つないしは多数の中間腱をもつとき、この筋を二腹筋または多腹筋という。

> **POINT**
>
> **起始**：動きのないほうの端。筋頭。体幹に近いほう（近位端）
> **停止**：動きのあるほうの端。筋尾。体幹から遠いほう（遠位端）

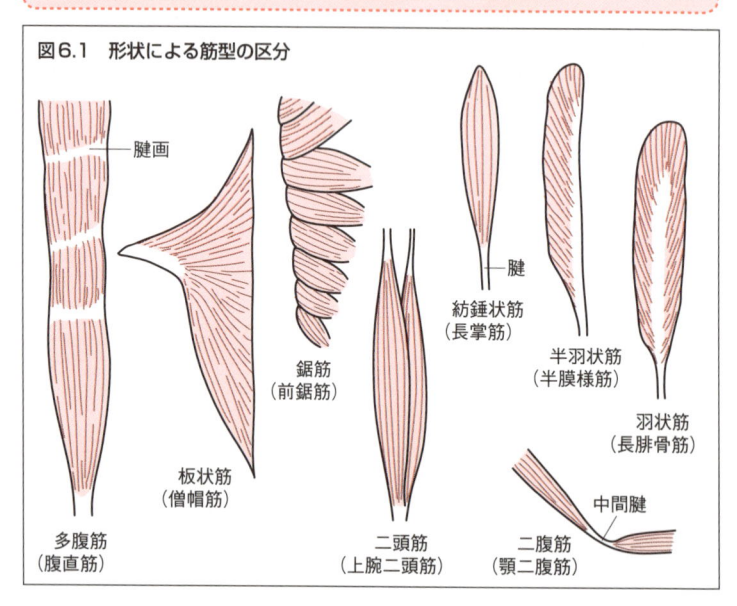

図6.1　形状による筋型の区分

- 腱画
- 多腹筋（腹直筋）
- 板状筋（僧帽筋）
- 鋸筋（前鋸筋）
- 腱
- 紡錘状筋（長掌筋）
- 二頭筋（上腕二頭筋）
- 半羽状筋（半膜様筋）
- 羽状筋（長腓骨筋）
- 中間腱
- 二腹筋（顎二腹筋）

> **POINT** 支配神経も覚えよう
>
> 骨格筋の収縮は運動神経により支配されているので、主要な筋については支配神経を理解しておく必要もあります

② 骨格筋の補助装置 総論

◆**骨格筋は、その働きを円滑にするために、次のような種々の補助装置をもっている。**

①筋膜：筋の表面や筋群全体を包む結合組織性被膜。筋の保護と、収縮するときに隣り合った筋の間に摩擦が起こらないように滑りをよくしている。
②腱鞘（滑液鞘）：腱のまわりを取り巻き、最内層は滑膜で、滑液を分泌して滑り具合をよくしている。
③滑液包：筋や腱が骨や軟骨に接するところにあり、滑液を入れた膜性の小さなふくろで、動きを円滑にしている。
④種子骨：腱または靱帯の中に生じる小さな骨で、腱と骨との摩擦を少なくしている。膝蓋骨は、大腿四頭筋の腱に生じた人体中最大の種子骨である（p.78）。
⑤筋滑車：筋の運動の方向を変えるための軟骨の装置。眼筋の1つである上斜筋（p.173）や、顎二腹筋にみられる。

> ミニメモ：膝蓋骨は、いわゆる「膝のお皿」のことですね。種子骨という言葉からイメージされる大きさよりもずっと大きな骨です

❸ 骨格筋の働き（からだの動作）

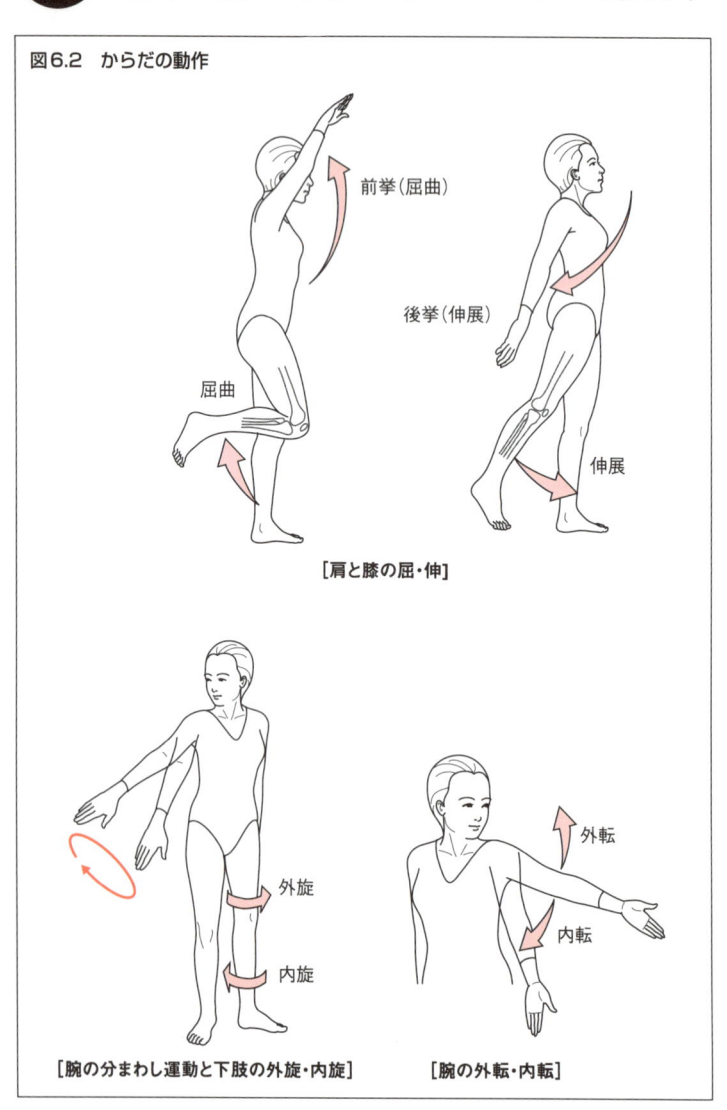

図6.2　からだの動作

前挙（屈曲）
後挙（伸展）
屈曲
伸展

[肩と膝の屈・伸]

外旋
内旋

[腕の分まわし運動と下肢の外旋・内旋]

外転
内転

[腕の外転・内転]

(図6.2の続き)

過伸展 / 伸展 / 前屈(屈曲)

[頭の屈・伸]

[頭の回旋]

回外（橈骨・尺骨が平行位）
回内（橈骨が尺骨をこえて回旋）

[前腕の回外・回内]

外反 / 内反

[足の外反・内反]

背屈 / 底屈

[足の背屈・底屈]

3．骨格筋の働き（からだの動作）

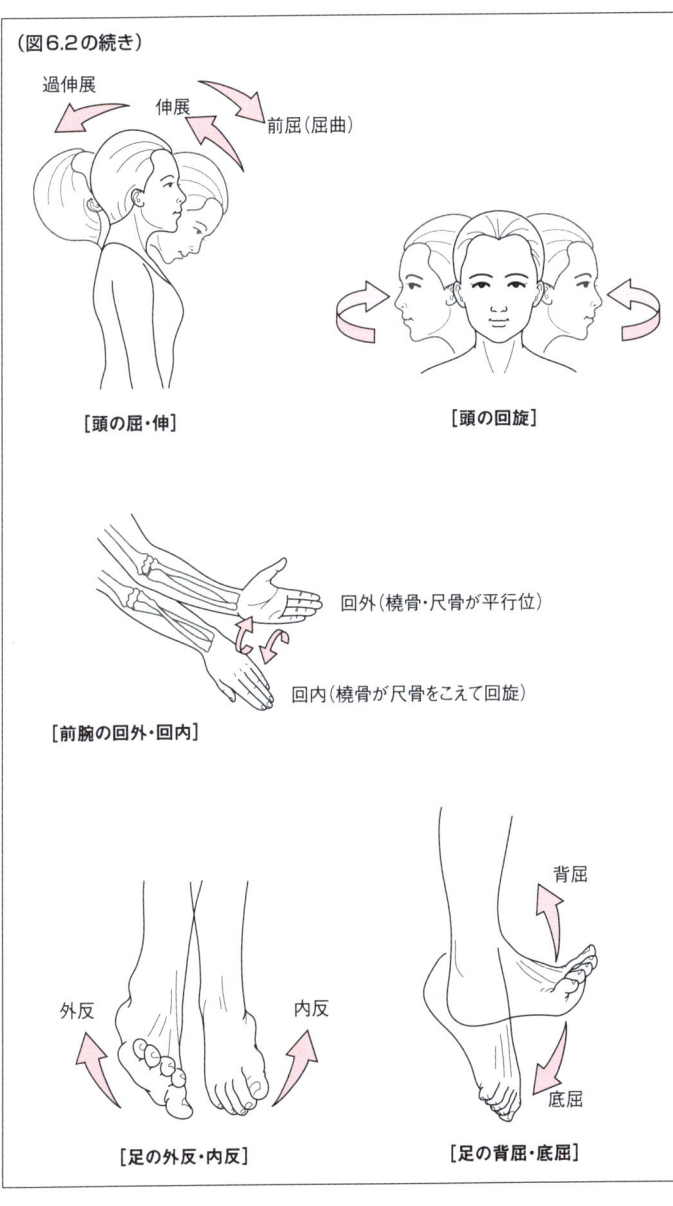

④ 頭部の筋

各部の筋

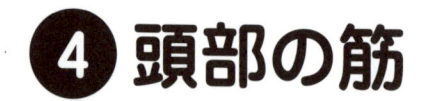

◆**頭部の筋**は、**浅層**にある顔面の筋と、**深層**にある咀嚼筋とに分けられる。
◆**浅頭筋群(表情筋)**

　顔面の浅層にあって、主に頭蓋骨から起こり、皮膚に停止する筋で、**皮筋**ともいわれる。

　皮膚にしわや溝をつくり顔の表情をつくるので**表情筋**ともいわれる。すべて**顔面**神経の支配を受けている。

> **POINT　表情筋に属する筋名**
>
> ①後頭前頭筋(前頭筋と後頭筋)・側頭頭頂筋・帽状腱膜
> ②鼻根筋・鼻筋・鼻中隔下制筋
> ③眼輪筋・皺眉筋・眉毛下制筋
> ④前耳介筋・上耳介筋・後耳介筋
> ⑤上唇挙筋・上唇鼻翼挙筋・下唇下制筋・口角挙筋
> ⑥口輪筋・口角下制筋・オトガイ横筋・オトガイ筋
> ⑦笑筋・大頬骨筋・小頬骨筋・頬筋

◆**深頭筋群(咀嚼筋)**

　咬筋、**側頭筋**、**内側翼突筋**、**外側翼突筋**の4筋よりなる。頭蓋の側面、底面から起こり、下顎骨につき、顎関節の運動を行う。つまり咀嚼に関与し、**咀嚼**筋ともいわれる。すべて**下顎**神経の支配を受けている。

> **POINT　深頭筋群**
>
> ①**咬筋**：頬骨弓から起こり、下顎角外面(咬筋粗面)に停止する。
> ②**側頭筋**：側頭骨から起こり、下顎骨の筋突起に停止する。
> ③**内側翼突筋**：頭蓋底から起こり、下顎角内面(翼突筋粗面)に停止する。
> ④**外側翼突筋**：頭蓋底から起こり、下顎頸、関節円板に停止する。

図6.3 頭部の筋(表情筋)

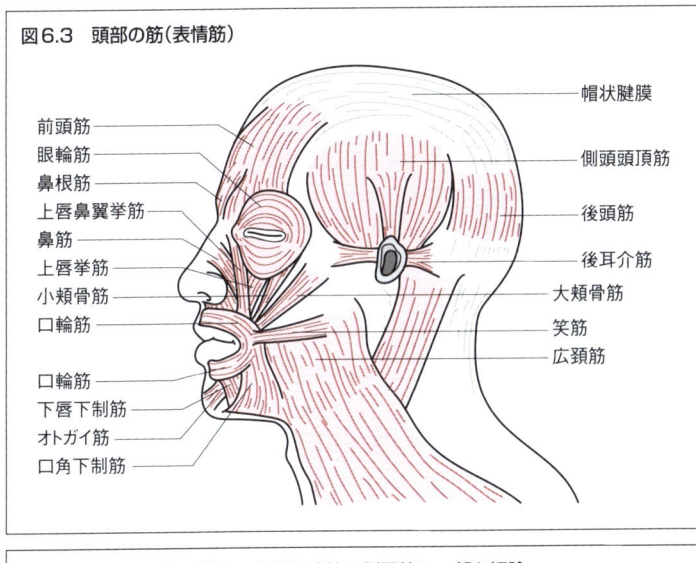

- 帽状腱膜
- 前頭筋
- 眼輪筋
- 鼻根筋
- 上唇鼻翼挙筋
- 鼻筋
- 上唇挙筋
- 小頬骨筋
- 口輪筋
- 側頭頭頂筋
- 後頭筋
- 後耳介筋
- 大頬骨筋
- 笑筋
- 広頸筋
- 口輪筋
- 下唇下制筋
- オトガイ筋
- 口角下制筋

図6.4 頭部の筋(咀嚼筋):右図は咬筋と側頭筋の一部を切除

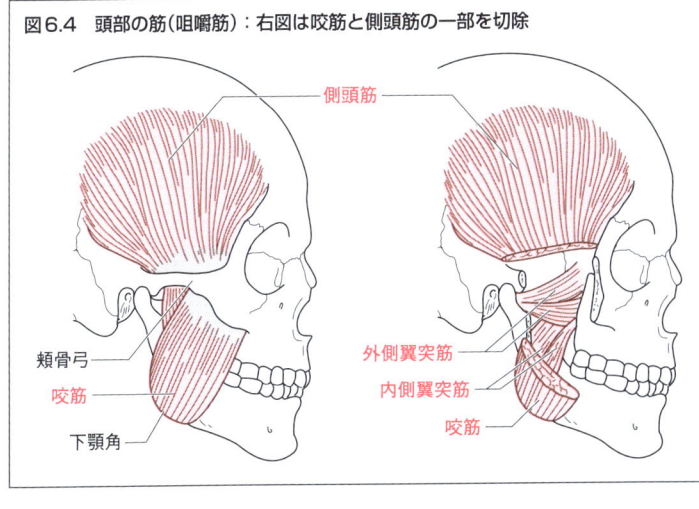

- 側頭筋
- 頬骨弓
- 咬筋
- 下顎角
- 外側翼突筋
- 内側翼突筋
- 咬筋

4. 頭部の筋

❺ 頸部の筋

各部の筋

◆頸部の筋は浅頸筋、側頸筋、前頸筋、後頸筋の4群に分けられる。

◆【浅頸筋群】　広頸筋は、前・側頸部の皮下を走り、表情筋に属する。

　顔面神経の支配を受ける(p.100　図6.3参照)。

◆【側頸筋群】　胸鎖乳突筋は、胸骨と鎖骨から2頭をもって起こり、側頭骨の乳様突起に停止する。

　左右の両方が同時に働くと、顔を上に向け頭が後屈する。片側が働くと、頭は側屈し顔が反対側の上方を向く。副神経と頸神経叢筋枝の支配を受ける。

◆【前頸筋群】　舌骨上筋群と舌骨下筋群に分ける。

①舌骨上筋群は、舌骨と下顎骨の間にある筋群である。顎二腹筋、茎突舌骨筋、顎舌骨筋、オトガイ舌骨筋の4種がある。開口（舌骨が固定されているとき下顎骨を下に引く）、嚥下の運動(下顎骨が固定されているとき舌骨を上に引き上げる)の際に働く。

②舌骨下筋群は、舌骨より下方にあり、胸骨、甲状軟骨、肩甲骨とに連絡している。

　胸骨舌骨筋、肩甲舌骨筋、胸骨甲状筋、甲状舌骨筋の4種がある。開口（舌骨を引き下げ固定）や嚥下の運動(喉頭、甲状軟骨を上げる)に関与する。

◆【後頸筋群】　斜角筋群は、頸椎の側面にあり、前・中・後斜角筋の3種がある。

　すべて頸神経叢筋枝の支配を受ける。

POINT　前頸筋群と支配神経

【舌骨上筋群と支配神経】
　①顎二腹筋：前腹は下顎神経、後腹は顔面神経
　②茎突舌骨筋：顔面神経
　③顎舌骨筋：下顎神経
　④オトガイ舌骨筋：舌下神経

【舌骨下筋群と支配神経】
　①胸骨舌骨筋
　②肩甲舌骨筋
　③胸骨甲状筋
　④甲状舌骨筋
　　〉頸神経ワナ(C1〜C4)

図6.5 頚部の筋：左側が深層

- 顎二腹筋（前腹）
- 顎舌骨筋
- **下顎骨底**
- 顎下三角
- 顎二腹筋（後腹）
- 頚動脈三角
- 胸鎖乳突筋
- 肩甲舌骨筋（上腹）
- 肩甲舌骨筋（下腹）
- 僧帽筋（浅背筋群）
- **鎖骨**
- 胸骨舌骨筋

- オトガイ舌骨筋
- **舌骨**
- 茎突舌骨筋
- 乳様突起
- 甲状舌骨筋
- **甲状軟骨**
- 胸骨甲状筋
- 甲状腺
- 後斜角筋
- 中斜角筋
- 斜角筋隙
- 前斜角筋
- 斜角筋群
- 第1肋骨
- 第2肋骨
- **胸骨**

□ 舌骨上筋群 ┐ 前頚筋群
□ 舌骨下筋群 ┘

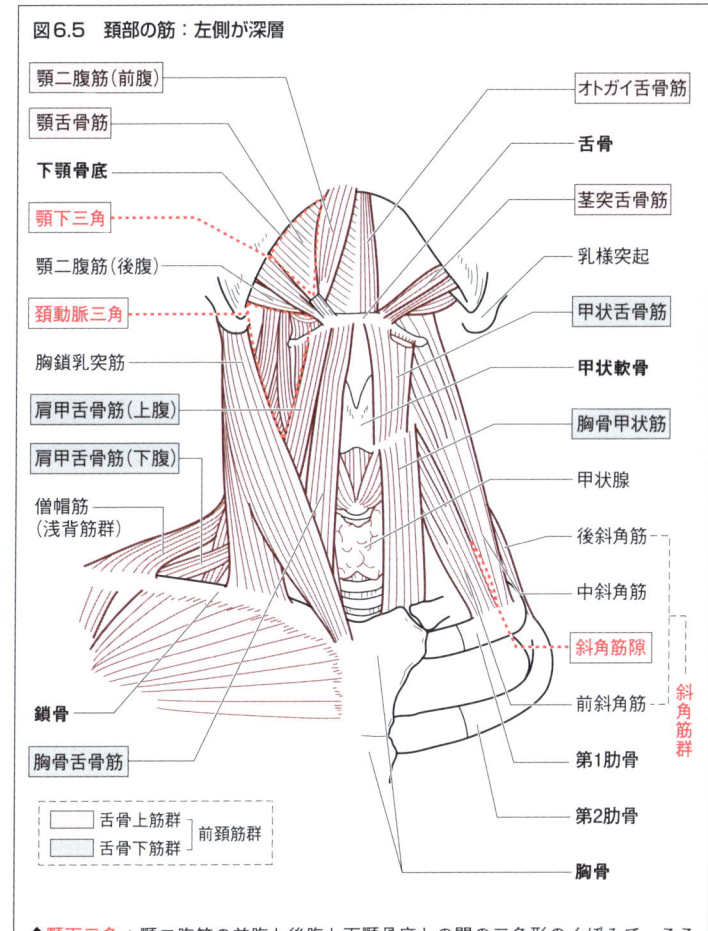

◆顎下三角：顎二腹筋の前腹と後腹と下顎骨底との間の三角形のくぼみで、ここに顎下腺が入る。
◆頚動脈三角：肩甲舌骨筋の上腹、胸鎖乳突筋の前縁、顎二腹筋の後腹によって囲まれたくぼみで、ここを総頚動脈が通り、皮下に拍動を触れる。
◆斜角筋隙（裂）：前斜角筋と中斜角筋の間、第1肋骨の上方の間隙で、鎖骨下動脈と腕神経叢が通過する。

5. 頚部の筋

❻ 胸部と腹部の筋　各部の筋

【胸部の筋】

◆**胸部の筋**は、**浅胸筋**、**深胸筋**、**横隔膜**の3群に区別される。

◆**浅胸筋群**は、**大胸筋**、**小胸筋**、**鎖骨下筋**、**前鋸筋**の4種がある。

　胸郭から起こり前胸壁をつくるが、上肢帯骨または上腕骨につき上肢の働きに関与する。腕神経叢の枝の支配を受ける。

①**大胸筋**：鎖骨、胸骨、肋軟骨、腹直筋鞘から起こり、上腕骨（大結節稜）につく。上腕の内転、内旋、それに呼吸の補助も行う。腋窩の前壁を構成する。内側胸筋神経と外側胸筋神経により支配される。

②**前鋸筋**：第1～9肋骨から鋸の歯のように起こり、肩甲骨の上角、内側縁、下角に停止する。肩甲骨を前方に引く作用がある。長胸神経により支配される。

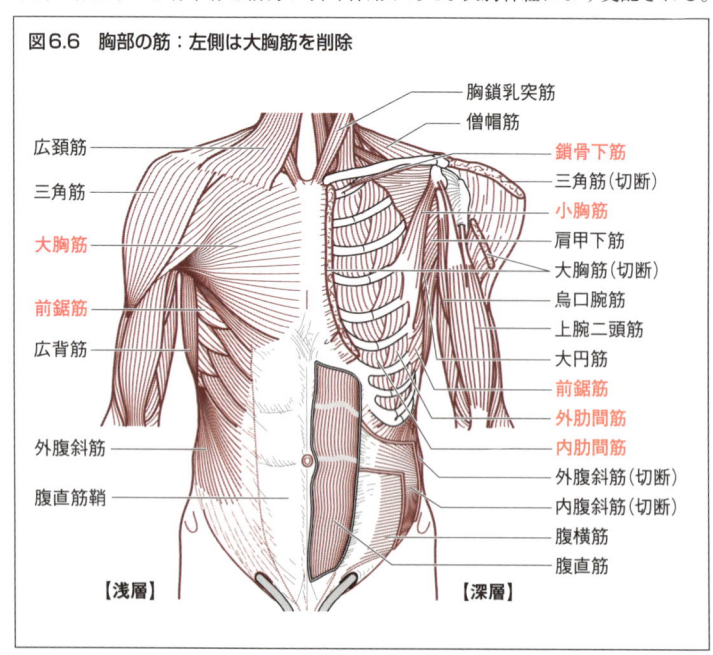

図6.6　胸部の筋：左側は大胸筋を削除

◆**深胸筋群は、胸郭に起始と停止をもち、呼吸作用に関係。肋間神経の支配。**

外肋間筋、内肋間筋、最内肋間筋と肋下筋、胸横筋、肋骨挙筋などがある。

◆**外肋間筋は吸気筋。内肋間筋は呼気筋である。**

外肋間筋は肋骨を引き上げ、胸腔を広げ吸気運動を行う。

内肋間筋は肋骨を引き下げ、胸腔を狭め呼気運動を行う。

◆**横隔膜は、胸郭下口の周囲から起こり、胸腔に向かってドーム状をなし、胸腔と腹腔の境となる。**

横隔膜は、収縮すると胸腔が広がり（吸気）、弛緩すると胸腔を狭くする（呼気）。横隔神経によって支配される。

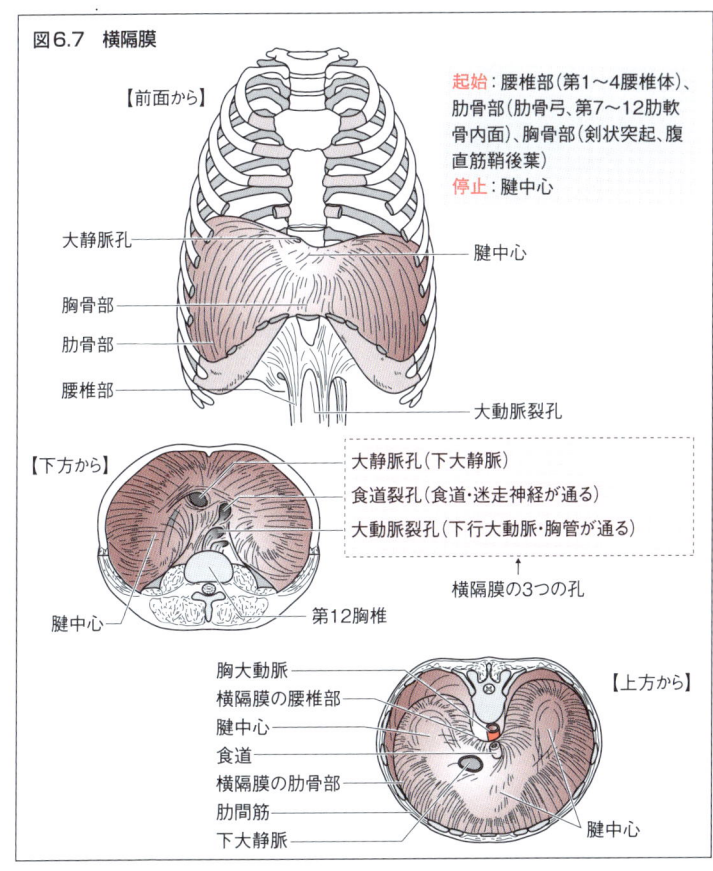

図6.7　横隔膜

【前面から】

起始：腰椎部（第1～4腰椎体）、肋骨部（肋骨弓、第7～12肋軟骨内面）、胸骨部（剣状突起、腹直筋鞘後葉）
停止：腱中心

大静脈孔
腱中心
胸骨部
肋骨部
腰椎部
大動脈裂孔

【下方から】

大静脈孔（下大静脈）
食道裂孔（食道・迷走神経が通る）
大動脈裂孔（下行大動脈・胸管が通る）
↑
横隔膜の3つの孔

腱中心
第12胸椎

【上方から】

胸大動脈
横隔膜の腰椎部
腱中心
食道
横隔膜の肋骨部
肋間筋
下大静脈
腱中心

6．胸部と腹部の筋

【腹部の筋】

◆**腹部の筋は、前腹筋、側腹筋、後腹筋(腰方形筋)の3群に分かれる。**

腹壁をつくって腹部内臓を保護し、腹圧を高める。肋間神経に支配される。

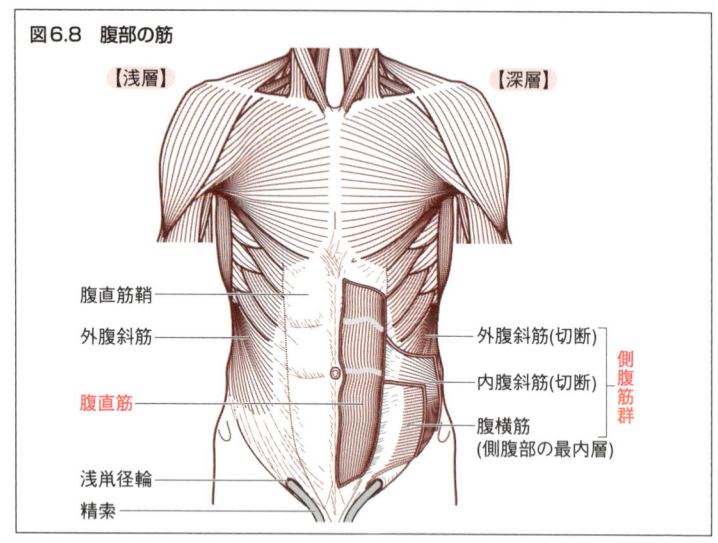

図6.8 腹部の筋

【浅層】　【深層】

腹直筋鞘
外腹斜筋
腹直筋
浅鼡径輪
精索

外腹斜筋(切断)
内腹斜筋(切断)
腹横筋(側腹部の最内層)

側腹筋群

◆**【前腹筋】** 腹直筋は第5〜7肋(軟)骨・胸骨剣状突起から起こり、恥骨結合と恥骨上縁につく。腱画(中間腱)を持つ多腹筋。

◆**【側腹筋】** 側腹筋群は、側腹壁をつくり、外層から外腹斜筋、内腹斜筋、腹横筋の3層よりなる。

①**外腹斜筋**：側胸部から起こり内側前下方に走り、幅広い腱膜となって腹直筋鞘の前葉となり、白線に終わる。

②**内腹斜筋**：外腹斜筋とほぼ直交して走り、腱膜は腹直筋鞘の前・後葉に移行し白線に終わる。

③**腹横筋**：側腹部の最内層にあり、筋束はほぼ水平に横走し腹直筋鞘の後葉になり白線に終わる。

> **メモ 鼡径管**
>
> 鼡径靭帯のすぐ上方を走り、内口を深鼡径輪、外口を浅鼡径輪という。男性は精索、女性は子宮円索が通る。

❼ 背部の筋

各部の筋

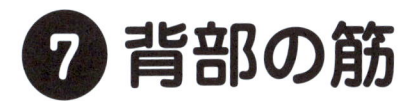

◆**浅背筋群**には、**僧帽筋**、**広背筋**、**小菱形筋**、**大菱形筋**、**肩甲挙筋**がある。

背部の浅層にあり、主として脊柱から起こる。浅胸筋群同様、上肢帯骨や上腕骨に停止し、上肢の運動に関与する。僧帽筋を除いて、すべて腕神経叢の枝の支配を受けている。

> **pick up** 僧帽筋 と 広背筋
>
> ①僧帽筋
>   起始：後頭骨上項線、外後頭隆起、項靱帯、第7頸椎以下全胸椎の棘突起
>   停止：肩甲骨の肩甲棘、肩峰、鎖骨外側半
> ②広背筋
>   起始：第7胸椎以下の棘突起、胸腰筋膜浅葉、腸骨稜
>   停止：上腕骨小結節稜
>   働き：上腕の内転、内旋、内後方に引く
>   神経支配：胸背神経

> **POINT** 浅背筋群と神経支配
>
> 僧帽筋：副神経と頸神経叢支配
>
> 広背筋
> 大菱形筋
> 小菱形筋
> 肩甲挙筋
> ｝腕神経叢の枝が支配

◆**深背筋群**は、**後鋸筋**（上後鋸筋・下後鋸筋）と**固有背筋**とに分けられる

深背筋は2層からなり、肋骨に関係ある後鋸筋（上後鋸筋・下後鋸筋）と脊柱に関係ある固有背筋とに分けられる。

①**上後鋸筋**は肋骨を挙上し吸息の働きを、下後鋸筋は下位肋骨を下制し呼気の働きを助ける。

②**固有背筋**は板状筋、脊柱起立筋、横突棘筋の3群に分けられ、脊柱の両側にある。いずれも脊髄神経後枝の支配を受ける。

◆**脊柱起立筋**は、骨盤の後面から項および頭部まで脊柱両側に沿って長く縦走する。

脊柱を後方に曲げ、または一側に曲げる。外側から**腸肋筋**、**最長筋**、**棘筋**がある。脊柱起立筋とはこの3筋の総称。

◆**横突棘筋**は、脊柱を構成する椎骨横突起から起こり、正中の棘突起に停止する短背筋。

　一側が働くと、脊柱を反対側に回転・回旋する。半棘筋、多裂筋、回旋筋を区別する。

> **pick up**　固 有 背 筋
>
> 脊髄神経後枝が支配
> **板状筋**：頭板状筋・頚板状筋
> **脊柱起立筋**：腸肋筋・最長筋・棘筋
> **横突棘筋**：半棘筋・多裂筋・回旋筋

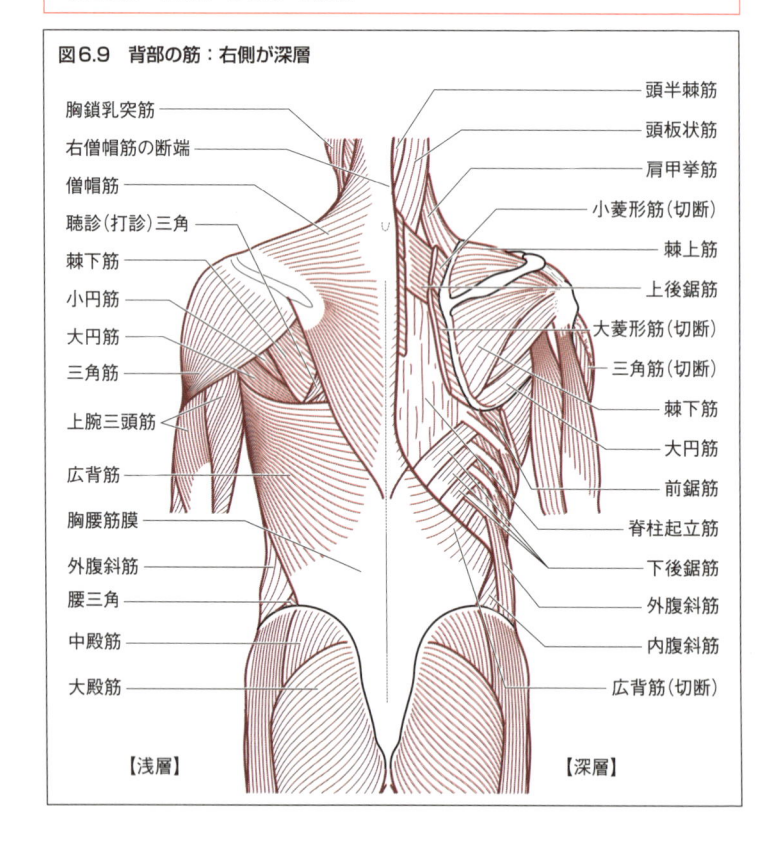

図6.9　背部の筋：右側が深層

【浅層】
- 胸鎖乳突筋
- 右僧帽筋の断端
- 僧帽筋
- 聴診(打診)三角
- 棘下筋
- 小円筋
- 大円筋
- 三角筋
- 上腕三頭筋
- 広背筋
- 胸腰筋膜
- 外腹斜筋
- 腰三角
- 中殿筋
- 大殿筋

【深層】
- 頭半棘筋
- 頭板状筋
- 肩甲挙筋
- 小菱形筋(切断)
- 棘上筋
- 上後鋸筋
- 大菱形筋(切断)
- 三角筋(切断)
- 棘下筋
- 大円筋
- 前鋸筋
- 脊柱起立筋
- 下後鋸筋
- 外腹斜筋
- 内腹斜筋
- 広背筋(切断)

⑧ 上肢の筋

各部の筋

◆上肢の筋は、①上肢帯の筋（鎖骨と肩甲骨から始まる筋）、②上腕の筋、③前腕の筋、④手の筋、の4群に分ける。

> **メモ** 上腕（肩関節）の運動
>
> 外転：三角筋、棘上筋 　　　伸展：大円筋、広背筋
> 内転：大胸筋、広背筋 　　　外旋：棘下筋、小円筋
> 屈曲：烏口腕筋、上腕二頭筋　内旋：大胸筋、広背筋

【上肢帯の筋】

◆上肢帯の筋には、三角筋、小円筋、棘上筋、棘下筋、大円筋、肩甲下筋などがある。

> **POINT** 上肢帯の筋と神経支配
>
> **三角筋、小円筋**：腋窩神経
> **棘上筋、棘下筋**：肩甲上神経
> **大円筋、肩甲下筋**：肩甲下神経

> **pick up** 回旋筋腱板
>
> 肩甲下筋、棘上筋、棘下筋、小円筋は回旋筋と呼ばれ、これらの腱が肩関節の関節包を囲み、安定性を高める働きをもつ。これらの腱のことを、回旋筋腱板という。

【上腕の筋】

◆上腕の筋は、上腕の前面にある屈筋と後面の伸筋の2群に区別される。
①上腕屈筋群：上腕二頭筋、烏口腕筋、上腕筋の3種がある。すべて筋皮神経に支配される。
②上腕伸筋：上腕後面にある上腕三頭筋と肘関節筋、肘筋がある。橈骨神経に支配される。

8. 上肢の筋

> **POINT** 上腕筋群の停止部と神経支配

【停止部】
上腕二頭筋：橈骨粗面
上腕筋：尺骨粗面
上腕三頭筋：(尺骨)肘頭

【神経支配】
屈筋群：筋皮神経
伸筋群：橈骨神経

図6.10　上腕前面の筋

烏口突起、鎖骨、短頭、長頭、上腕二頭筋、肩甲下筋、烏口腕筋、上腕筋、腕橈骨筋

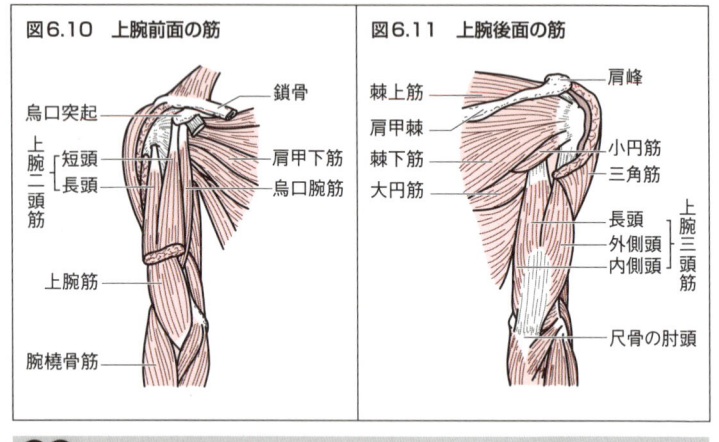

図6.11　上腕後面の筋

棘上筋、肩峰、肩甲棘、棘下筋、小円筋、大円筋、三角筋、長頭、外側頭、内側頭（上腕三頭筋）、尺骨の肘頭

メモ　胸部・背部の筋も上肢の運動に関与

前述の浅胸筋群（大胸筋、前鋸筋）、浅背筋群（僧帽筋、広背筋）も上肢の運動に関与する。

メモ　前腕（肘関節）の運動

屈曲：上腕二頭筋、上腕筋
伸展：上腕三頭筋
回外：回外筋、上腕二頭筋
回内：円回内筋、方形回内筋

【前腕の筋】

◆**前腕筋群は、前腕前面の屈筋群と後面の伸筋群からなる。**

　前腕屈筋群には、円回内筋、橈側手根屈筋、長掌筋、尺側手根屈筋、浅指屈筋、深指屈筋、長母指屈筋、方形回内筋が属している。

POINT 前腕の筋の神経支配

屈筋群：正中神経、深指屈筋（尺側部）と尺側手根屈筋のみ尺骨神経
伸筋群：橈骨神経

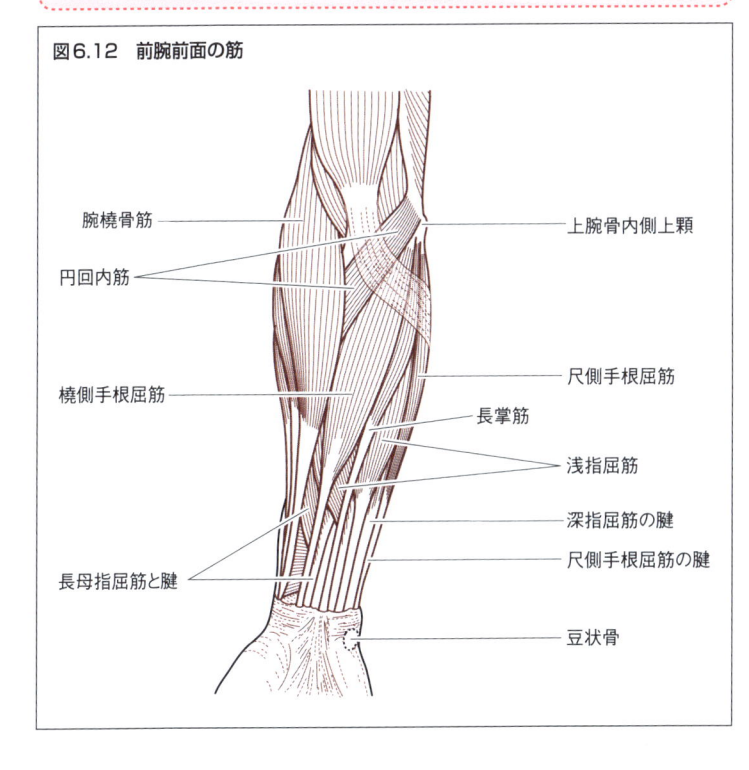

図6.12 前腕前面の筋

- 腕橈骨筋
- 円回内筋
- 橈側手根屈筋
- 長母指屈筋と腱
- 上腕骨内側上顆
- 尺側手根屈筋
- 長掌筋
- 浅指屈筋
- 深指屈筋の腱
- 尺側手根屈筋の腱
- 豆状骨

8. 上肢の筋

図6.13　前腕後面の筋

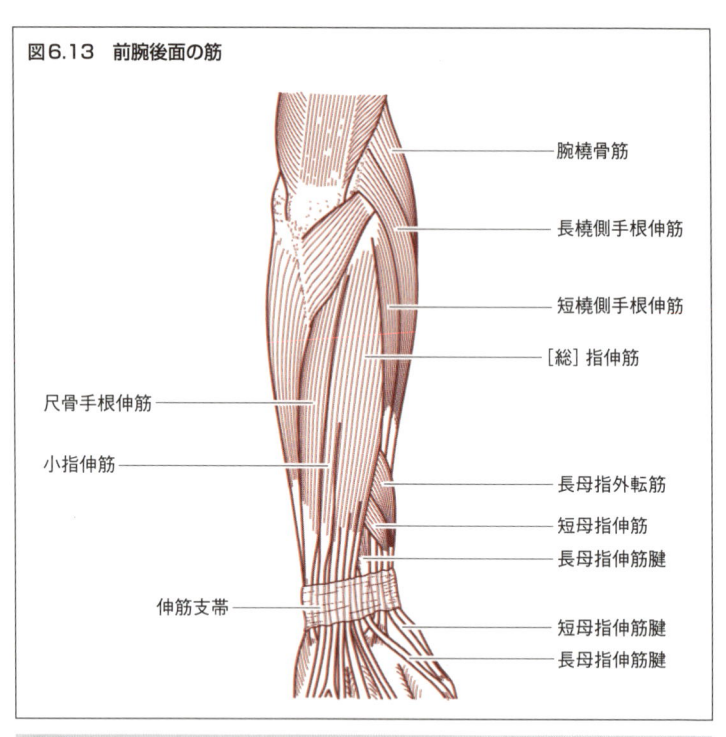

- 腕橈骨筋
- 長橈側手根伸筋
- 短橈側手根伸筋
- ［総］指伸筋
- 尺骨手根伸筋
- 小指伸筋
- 長母指外転筋
- 短母指伸筋
- 長母指伸筋腱
- 伸筋支帯
- 短母指伸筋腱
- 長母指伸筋腱

> **メモ** 伸筋支帯の下の6管と通過する腱
>
> 第1管：長母指外転筋、短母指伸筋
> 第2管：長・短橈側手根伸筋
> 第3管：長母指伸筋
> 第4管：指伸筋、示指伸筋
> 第5管：小指伸筋
> 第6管：尺側手根伸筋

【手の筋】

◆手の筋は、①母指球筋と②小指球筋と③中手筋の3群に区別される。すべて屈筋群に属する。

①**母指球筋**：短母指外転筋、短母指屈筋、母指対立筋は、**正中神経**支配。母指内転筋は**尺骨神経**支配。
②**小指球筋**：短掌筋、小指外転筋、短小指屈筋、小指対立筋がある。すべて尺骨神経の支配を受ける。

③**中手筋**：虫様筋、掌側骨間筋、背側骨間筋がある。**尺骨神経**支配（虫様筋の橈側は正中神経支配）である。

> **メモ　手の運動**
>
> 【手関節(手首)の運動】
> 　伸展(背屈)：長橈側手根伸筋、短橈側手根伸筋、尺側手根伸筋
> 　屈曲(掌屈)：尺側手根屈筋、橈側手根屈筋、長掌筋
> 　外転：橈側手根屈筋、長橈側手根伸筋、短橈側手根伸筋
> 　内転：尺側手根屈筋、尺側手根伸筋
> 【指の運動】
> 　(第2〜5指の中手指節関節、指節間関節)
> 　①中手指節関節(MP関節)の屈曲：虫様筋、骨間筋
> 　②中手指節関節(MP関節)の伸展：指伸筋、示指伸筋、小指伸筋
> 　③近位指節間関節(PIP関節)の屈曲：浅指屈筋
> 　④遠位指節間関節(DIP関節)の屈曲：深指屈筋
> 　⑤指節間関節(IP関節)の伸展：指伸筋、示指伸筋、小指伸筋
> 　⑥内転：掌側骨間筋
> 　⑦外転：背側骨間筋、小指外転筋

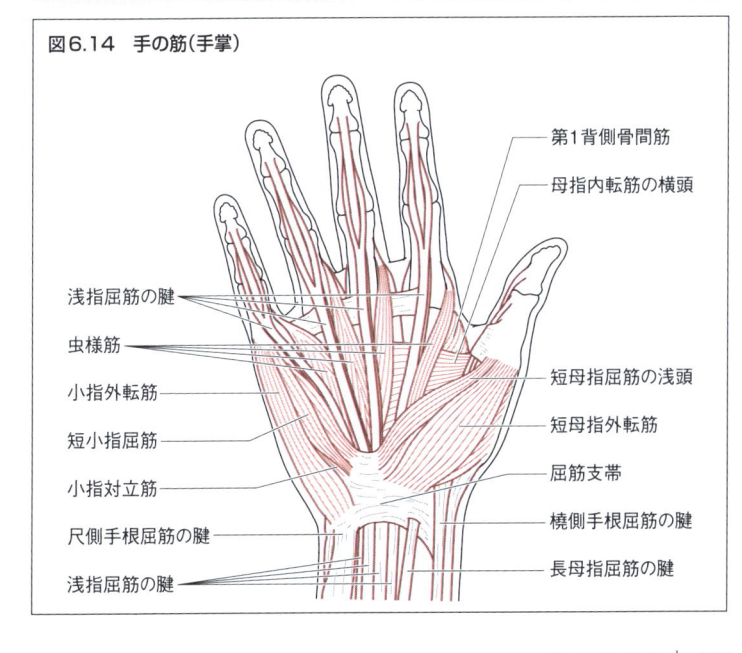

図6.14　手の筋(手掌)

- 第1背側骨間筋
- 母指内転筋の横頭
- 浅指屈筋の腱
- 虫様筋
- 小指外転筋
- 短小指屈筋
- 小指対立筋
- 短母指屈筋の浅頭
- 短母指外転筋
- 屈筋支帯
- 尺側手根屈筋の腱
- 浅指屈筋の腱
- 橈側手根屈筋の腱
- 長母指屈筋の腱

❾ 下肢の筋

各部の筋

◆下肢の筋は、骨盤部（下肢帯骨の周辺にある筋）、大腿の筋、下腿の筋、足にある筋の4群に分けられる。

【下肢帯の筋】

◆下肢帯の筋は、寛骨の周辺にある。骨盤内にある内寛骨筋と殿部にある外寛骨筋を区別する。股関節の運動を行う。

①内寛骨筋：腸腰筋といい、大腿骨の小転子に停止して股関節を屈曲する。二頭筋で、筋頭は大腰筋と腸骨筋とである。腰神経叢（p.166）の筋枝の支配を受ける。

②外寛骨筋（殿筋）：大殿筋、中殿筋、小殿筋、大腿筋膜張筋、梨状筋、内閉鎖筋、上双子筋、下双子筋、大腿方形筋がある。

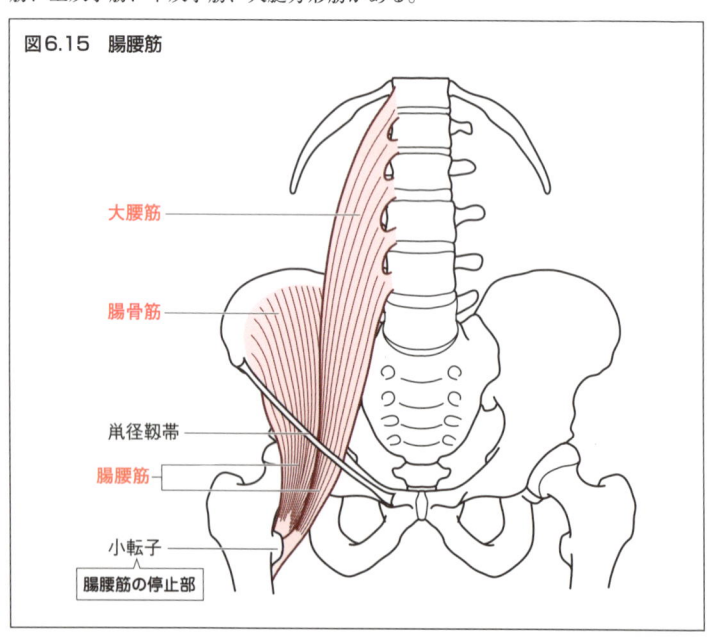

図6.15　腸腰筋

- 大腰筋
- 腸骨筋
- 鼠径靱帯
- 腸腰筋
- 小転子
- 腸腰筋の停止部

> **pick up** 腸腰筋

起始：第12胸椎〜第4腰椎椎体と肋骨突起（大腰筋）、腸骨窩（腸骨筋）
停止：大腿骨小転子
神経支配：腰神経叢の筋枝

> **pick up** 外寛骨筋（殿筋）群

【大殿筋】
起始：腸骨外面・仙骨・尾骨
停止：大腿骨殿筋粗面・腸脛靱帯
【中殿筋】
起始：腸骨外面
停止：大腿骨大転子

【外寛骨筋の神経支配】
大殿筋：下殿神経
中殿筋 ┐
小殿筋 ├ 上殿神経
大腿筋膜張筋 ┘
梨状筋 ┐
内閉鎖筋 │
上・下双子筋 ├ 仙骨神経叢の筋枝
大腿方形筋 ┘

> **メモ** 股関節の運動

屈曲：腸腰筋
伸展：大殿筋
外転：中殿筋、小殿筋
内転：長・短・大内転筋
外旋：梨状筋、内閉鎖筋、大腿方形筋、縫工筋
内旋：大腿筋膜張筋、中殿筋、小殿筋

【大腿の筋】

◆大腿の筋は、膝関節の伸展作用を行う伸筋群と、屈曲作用を行う屈筋群、および股関節の内転作用を行う内転筋群に分ける。

◆【大腿伸筋群】　大腿伸筋群には、縫工筋と大腿四頭筋とがある。
　膝関節の伸展に働き、大腿神経に支配される。

◆縫工筋は、寛骨上前腸骨棘から起こり、大腿前面を斜めに走り、脛骨粗面の内側に付く。股関節と膝関節に働く。

◆**大腿四頭筋は、大腿前面から両側面にかけての強大な筋で、4頭（大腿直筋、内側広筋、中間広筋、外側広筋）からなる。**

4頭は膝関節の前で合して膝蓋靱帯となり、脛骨の上端前面**脛骨粗面**に停止する。大腿直筋は**下前腸骨棘**から始まり、股関節の屈曲にも働く二関節筋である。

◆**【大腿内転筋群】 大腿内転筋群は、大腿の上内側にあり、大腿の内転作用を行う。閉鎖神経支配である。**

寛骨（主に恥骨）から起始し、**大腿骨内側後面**（恥骨筋線や粗線内側唇など）に停止する。恥骨筋、長内転筋、短内転筋、大内転筋、薄筋、外閉鎖筋がある。

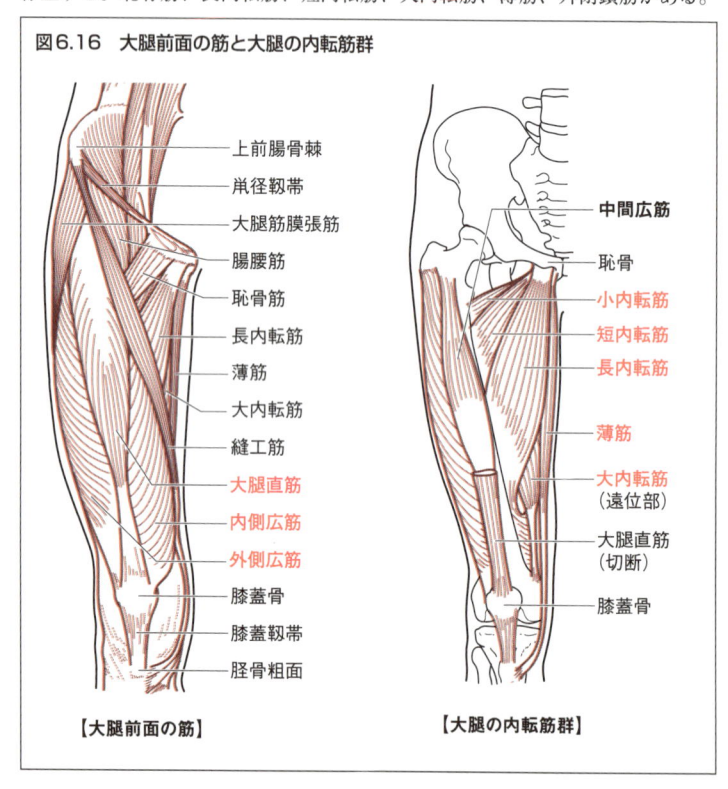

図6.16 大腿前面の筋と大腿の内転筋群

【大腿前面の筋】
- 上前腸骨棘
- 鼡径靱帯
- 大腿筋膜張筋
- 腸腰筋
- 恥骨筋
- 長内転筋
- 薄筋
- 大内転筋
- 縫工筋
- 大腿直筋
- 内側広筋
- 外側広筋
- 膝蓋骨
- 膝蓋靱帯
- 脛骨粗面

【大腿の内転筋群】
- 中間広筋
- 恥骨
- 小内転筋
- 短内転筋
- 長内転筋
- 薄筋
- 大内転筋（遠位部）
- 大腿直筋（切断）
- 膝蓋骨

◆**大腿屈筋群は、大腿の後面にあり、膝関節の屈曲および大腿の伸展に働く。**

　大腿二頭筋(長頭、短頭)、半腱様筋、半膜様筋があり、ハムストリングスとも総称される。<u>坐骨神経</u>により支配される。

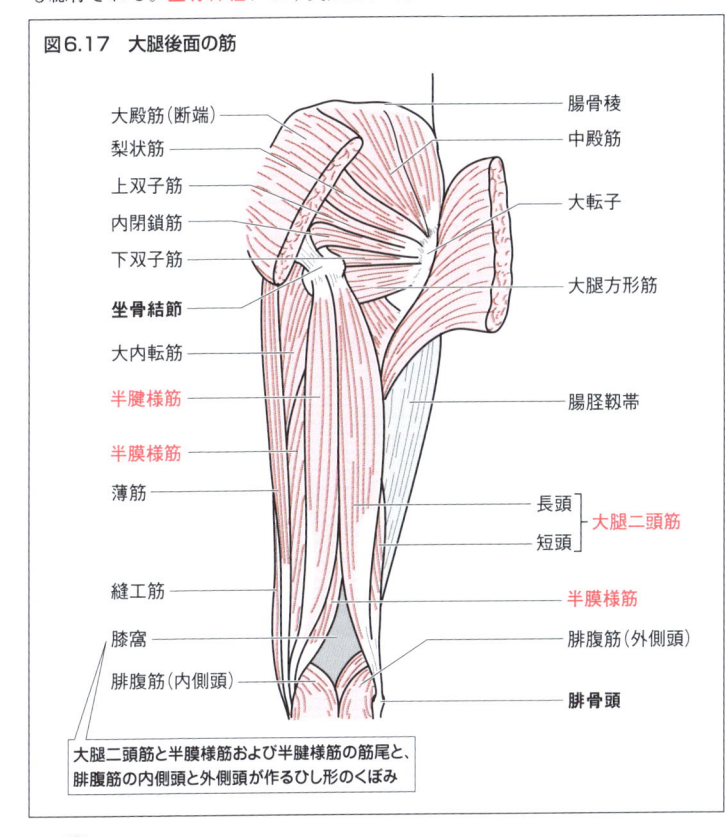

図6.17　大腿後面の筋

- 大殿筋(断端)
- 梨状筋
- 上双子筋
- 内閉鎖筋
- 下双子筋
- **坐骨結節**
- 大内転筋
- 半腱様筋
- 半膜様筋
- 薄筋
- 縫工筋
- 膝窩
- 腓腹筋(内側頭)
- 腸骨稜
- 中殿筋
- 大転子
- 大腿方形筋
- 腸脛靱帯
- 長頭／短頭：大腿二頭筋
- 半膜様筋
- 腓腹筋(外側頭)
- **腓骨頭**

大腿二頭筋と半膜様筋および半腱様筋の筋尾と、腓腹筋の内側頭と外側頭が作るひし形のくぼみ

POINT　大腿筋群の神経支配

大腿伸筋群：大腿神経
大腿内転筋群：閉鎖神経
大腿屈筋群：坐骨神経

大腿屈筋群：坐骨神経
　大腿二頭筋短頭：腓骨神経部
　大腿二頭筋長頭
　半腱様筋　　　　　脛骨神経部
　半膜様筋

9．下肢の筋

【下腿の筋】

◆下腿の前面にある伸筋群、後面の屈筋群、外側にある腓骨筋群に分かれる。

◆【下腿伸筋群】 主に足の背屈を行う筋群で、前脛骨筋、長母指伸筋、長指伸筋、第三腓骨筋がある。深腓骨神経に支配される。

前脛骨筋：下腿前面において脛骨の外側に位置する。足を背側に曲げ（背屈）、内側縁を上げる（内反）。

長指伸筋：脛骨上端外側面、腓骨前縁から起こり途中で4腱に分かれ足背に出て、第2～5指に終わり、それらを伸展し、足を背屈する。

◆【下腿屈筋群】 主に足の底屈を行う筋群で、下腿三頭筋、後脛骨筋、足底筋、膝窩筋、長母指屈筋、長指屈筋がある。脛骨神経に支配される。

下腿三頭筋：ふくらはぎの膨らみをつくる筋。腓腹筋の内側頭、外側頭とヒラメ筋の3頭からなる。筋尾は踵骨腱（アキレス腱）となって踵骨に停止する。歩くときのかかと（踵）をあげ、つま先立ちして身体を支える働きである。

腓腹筋内側頭は、大腿骨内側上顆から起こり、外側頭は大腿骨外側上顆から起こる。膝関節を曲げる働きがある。

後脛骨筋：下腿後面深部にある。停止腱は内果（うちくるぶし）の後方をまわって足底（舟状骨、楔状骨、第2～4中足骨底面）に付き、足を底屈し内反する。

◆【下腿腓骨筋群】 腓骨から起こり、長腓骨筋と短腓骨筋がある。足を外反し、底屈を行う。浅腓骨神経に支配される。

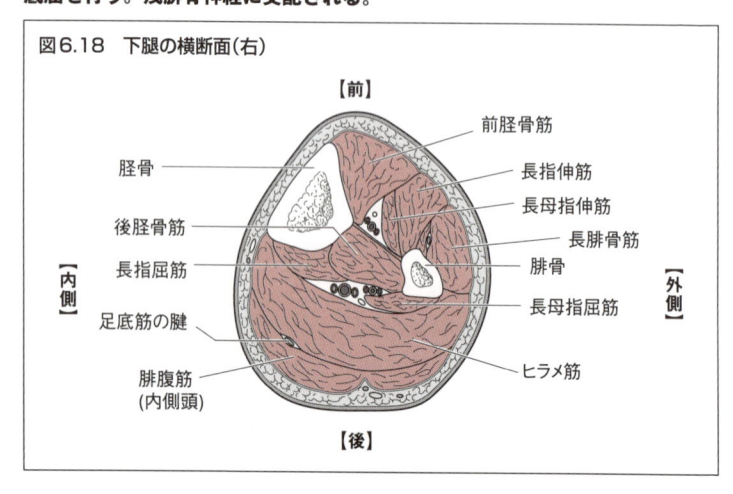

図6.18 下腿の横断面（右）

【前】
前脛骨筋
脛骨
長指伸筋
長母指伸筋
後脛骨筋
長腓骨筋
長指屈筋
腓骨
【内側】
長母指屈筋
【外側】
足底筋の腱
腓腹筋(内側頭)
ヒラメ筋
【後】

図6.19 下腿の前面と後面の筋

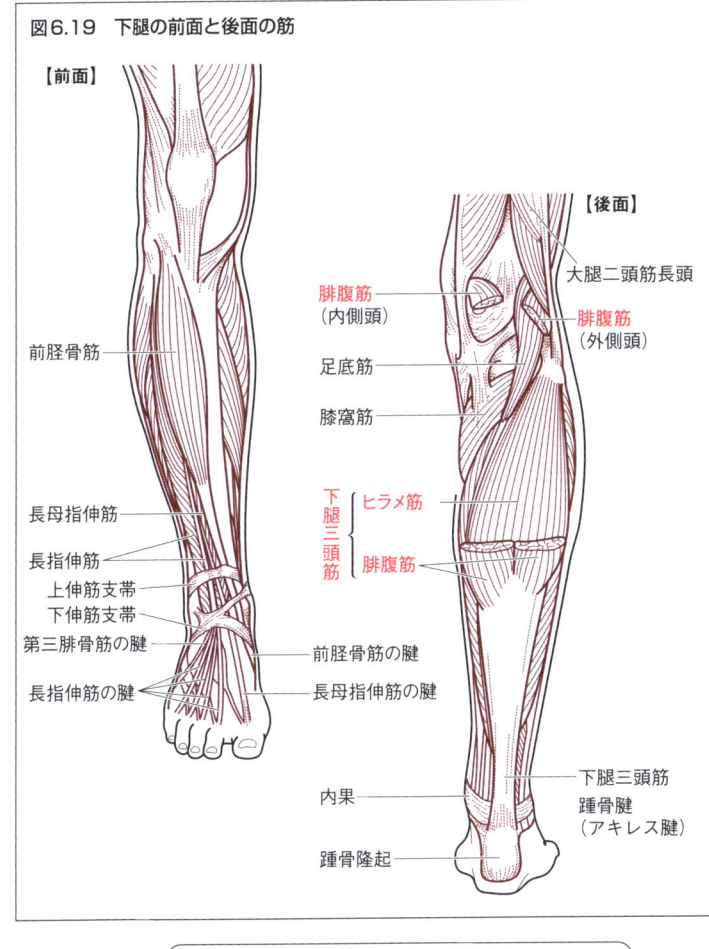

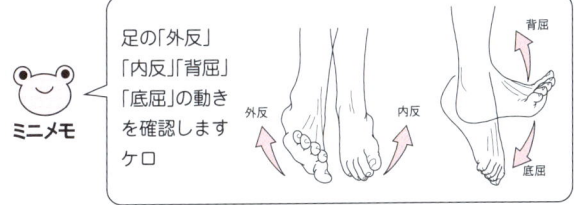

【前面】

【後面】

前脛骨筋

大腿二頭筋長頭
腓腹筋（内側頭）
腓腹筋（外側頭）
足底筋
膝窩筋

長母指伸筋
長指伸筋
上伸筋支帯
下伸筋支帯
第三腓骨筋の腱
長指伸筋の腱
前脛骨筋の腱
長母指伸筋の腱

下腿三頭筋 [ヒラメ筋 / 腓腹筋]

内果
踵骨隆起

下腿三頭筋踵骨腱
（アキレス腱）

ミニメモ：足の「外反」「内反」「背屈」「底屈」の動きを確認しますケロ

外反　内反　背屈　底屈

9. 下肢の筋　119

図6.20　下腿外側面の筋

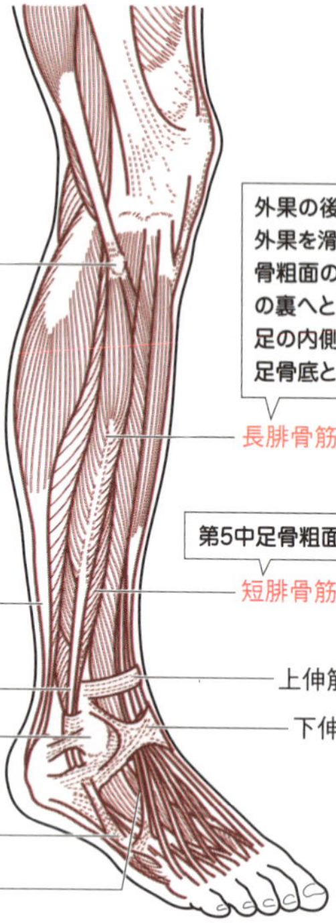

腓骨頭

外果の後ろ側にまわりこみ、外果を滑車として、第5中足骨粗面の後ろあたりから、足の裏へと入り足底を横断して足の内側に回りこみ、第1中足骨底と内側楔状骨に付く

長腓骨筋

第5中足骨粗面にて停止

短腓骨筋

踵骨腱
(アキレス腱)
長腓骨筋の腱
外果
（外クルブシ）
第5中足骨粗面
第三腓骨筋の腱

上伸筋支帯
下伸筋支帯

ミニメモ　第三腓骨筋は、長指伸筋の5番目の分束、腱として、外果の前を下伸筋支帯に押さえられて通り、第5中足骨粗面に付いています。腓骨筋という名称は、他に長腓骨筋、短腓骨筋があり、この筋はその三番目です。

POINT　下腿筋群の神経支配

下腿伸筋群：深腓骨神経
下腿屈筋群：脛骨神経
下腿腓骨筋群：浅腓骨神経

【足の筋】

◆**足背筋群**は、短母指伸筋と短指伸筋があり、深腓骨神経の支配を受ける。
短指伸筋は第2～4指を伸展する。

◆**足底筋群**は、母指球筋群(短母指屈筋、母指内転筋、母指外転筋)、小指球筋群(小指外転筋、短小指屈筋)、中足筋群(短指屈筋、足底方形筋、虫様筋、底側骨間筋、背側骨間筋)がある。脛骨神経の支配を受ける。

> **メモ** 足関節(距腿関節)の運動
>
> **底屈**:下腿三頭筋、後脛骨筋、長腓骨筋
> **背屈**:前脛骨筋、第三腓骨筋
> **内反**(足の内側縁を上げ、足底を内側に向ける):前脛骨筋、後脛骨筋
> **外反**(足の外側縁を上げ、足底を外側に向ける):長腓骨筋、第三腓骨筋

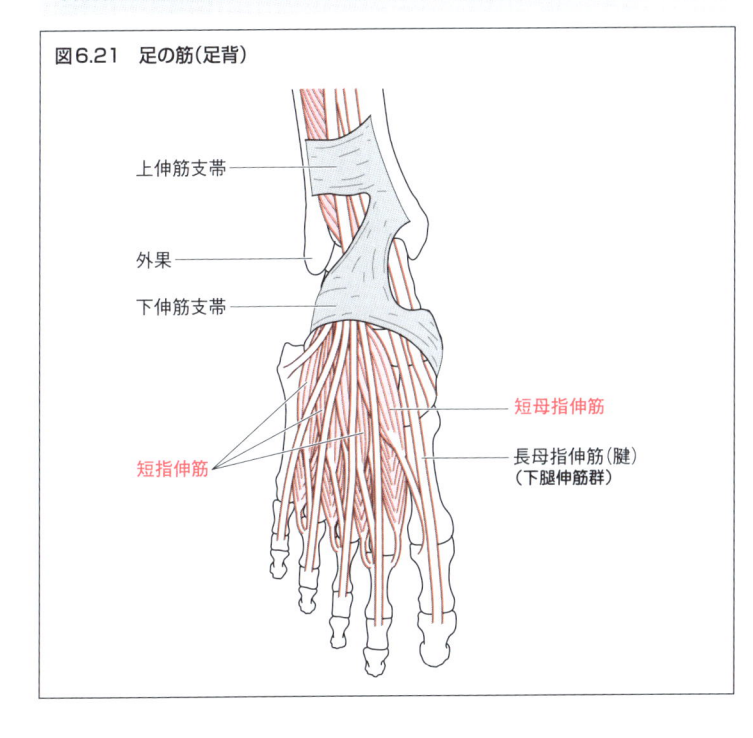

図6.21 足の筋(足背)

- 上伸筋支帯
- 外果
- 下伸筋支帯
- 短母指伸筋
- 短指伸筋
- 長母指伸筋(腱)(下腿伸筋群)

9.下肢の筋

図6.22 足の筋(足底)

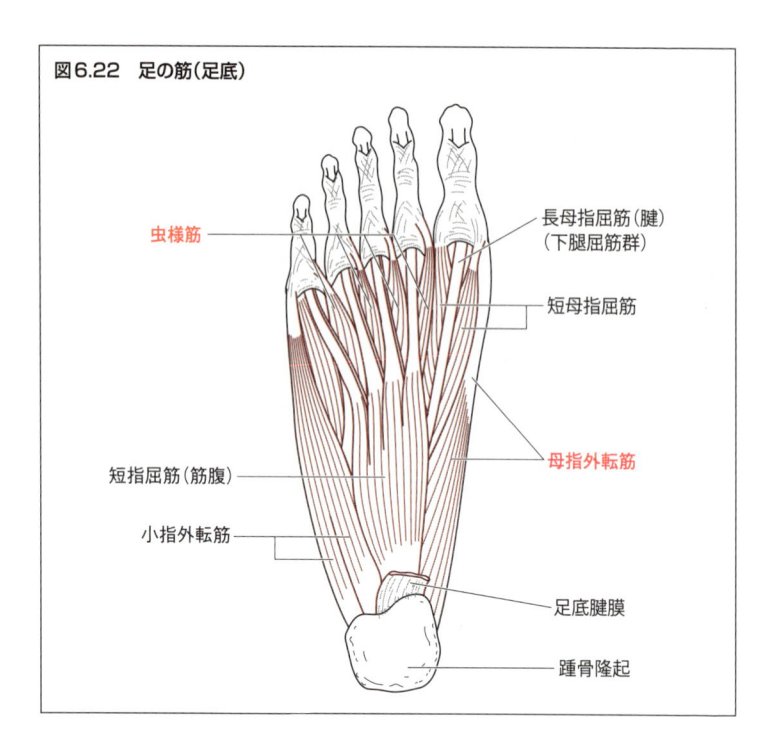

- 虫様筋
- 長母指屈筋(腱)(下腿屈筋群)
- 短母指屈筋
- 母指外転筋
- 短指屈筋(筋腹)
- 小指外転筋
- 足底腱膜
- 踵骨隆起

chapter 7

泌尿器系

① 腎臓と尿管

【腎臓】

◆脊柱の両側に左右1対ある**実質性器官**である。

赤褐色でソラマメ状の形をしている。後腹壁に接着している**腹膜後器官**である。

◆腎臓の位置

第11胸椎から第3腰椎位。右は左より**やや低い**。

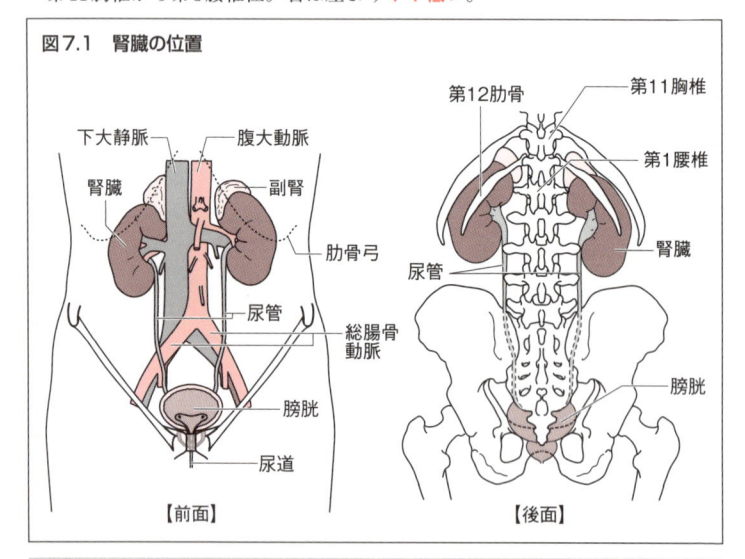

図7.1 腎臓の位置

【前面】／【後面】

> **メモ** 尿 路
>
> 腎臓→尿管→膀胱→尿道

◆**腎臓の実質は、外側の皮質と内側の髄質に区分される。**

皮質には腎小体(ボウマン嚢と糸球体)が密集し、それは尿細管に続く。

◆**尿細管は、皮質のボウマン嚢から出て、髄質→皮質→髄質と行き来する。**

尿細管は、ボウマン嚢を出たあと、近位尿細管として腎小体付近を蛇行し、その後、髄質内に下行し、ヘンレのワナで折れ返り、皮質に戻り、遠位尿細管となり、また髄質に入り、集合管に注ぐ(p.127参照)。

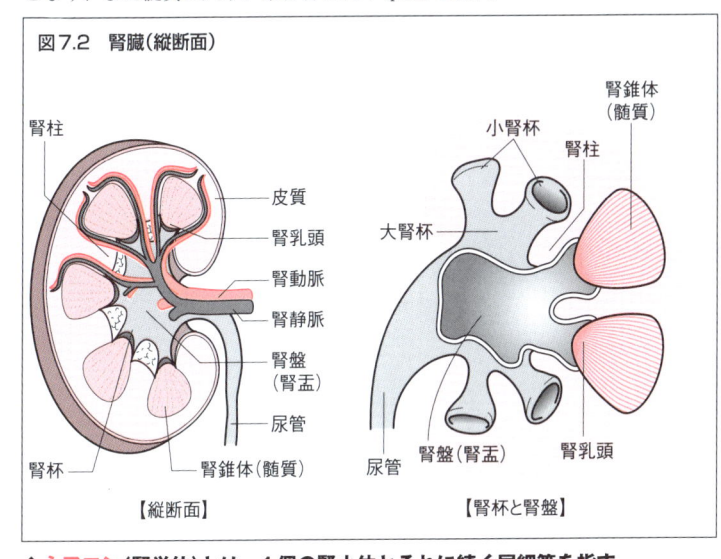

図7.2 腎臓(縦断面)

【縦断面】腎柱／皮質／腎乳頭／腎動脈／腎静脈／腎盤(腎盂)／尿管／腎杯／腎錐体(髄質)

【腎杯と腎盤】腎錐体(髄質)／小腎杯／腎柱／大腎杯／腎盤(腎盂)／腎乳頭／尿管

◆**ネフロン(腎単位)とは、1個の腎小体とそれに続く尿細管を指す。**

ネフロンは腎臓の構成単位で、1個の腎臓におよそ100万個あるといわれる。

【尿管】

◆**尿管は、腎盤から始まり腎門を出て膀胱まで走る平滑筋性の管である。**

長さ約30cm、直径4〜7mm。狭窄部3か所がある。

◆**尿管狭窄部**

①腎盤から尿管移行部
②総腸骨動脈との交差部
③膀胱壁を貫く部

図7.3 腎臓の微細構造

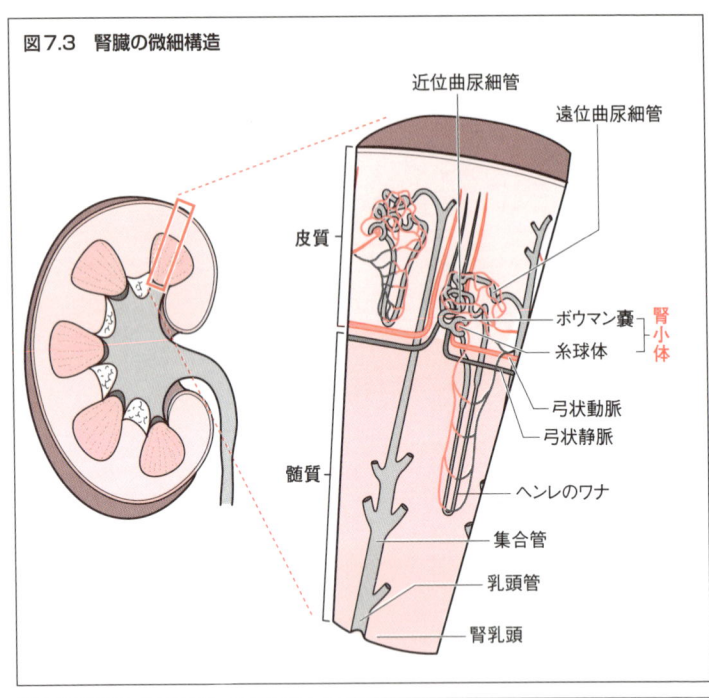

近位曲尿細管
遠位曲尿細管
皮質
ボウマン嚢 ┐
糸球体   ┘腎小体
弓状動脈
弓状静脈
髄質
ヘンレのワナ
集合管
乳頭管
腎乳頭

図7.4 腎小体

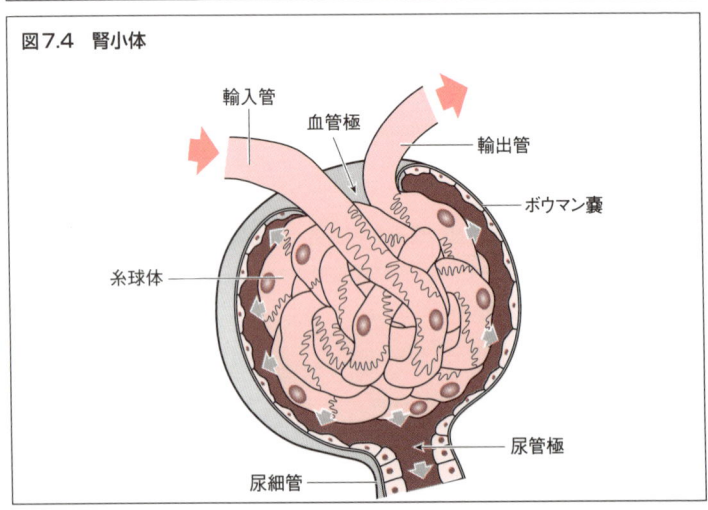

輸入管
血管極
輸出管
ボウマン嚢
糸球体
尿管極
尿細管

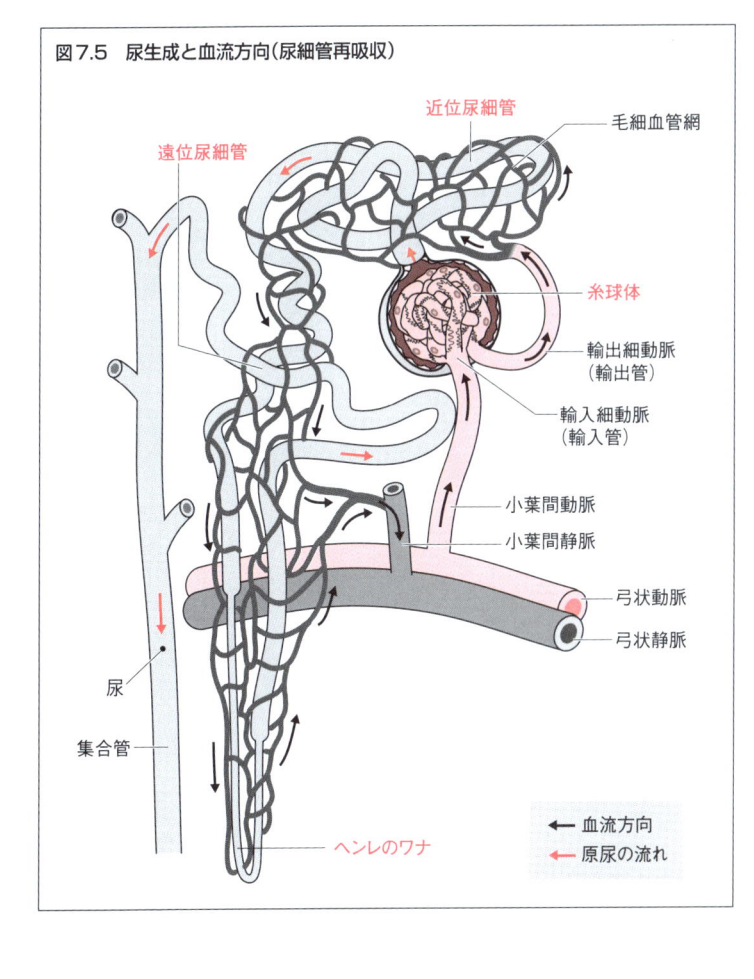

図7.5 尿生成と血流方向（尿細管再吸収）

- 近位尿細管
- 毛細血管網
- 遠位尿細管
- 糸球体
- 輸出細動脈（輸出管）
- 輸入細動脈（輸入管）
- 小葉間動脈
- 小葉間静脈
- 弓状動脈
- 弓状静脈
- 尿
- 集合管
- ヘンレのワナ

← 血流方向
← 原尿の流れ

② 膀胱と尿道

◆**膀胱は、尿管によって送られてきた尿を貯える筋性の袋。**

骨盤内で恥骨結合の後ろにある。男性は直腸が接している。女性は子宮と膣が接している。容量およそ500mL。

◆**女性の尿道は男性に比べて短い。**

男性の尿道はおよそ16〜18cmであるが、女性は3〜4cm。女性尿道は長さが短いので、外尿道口からの尿路感染が膀胱疾患を引き起こしやすい。男性尿道は内尿道口から外尿道口まで全体がS状に走るので、導尿の際に注意を要する。

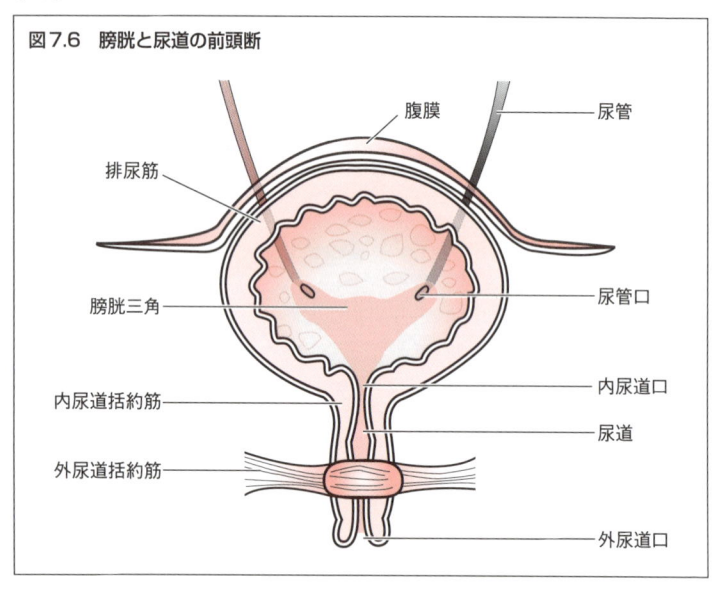

図7.6 膀胱と尿道の前頭断

chapter 8

生殖器系

① 女性生殖器と外陰部

◆**女性の生殖器は、卵巣、卵管、子宮、膣によって構成される。**

　卵巣は卵子を産生する器官。卵管は卵子を輸送する管。子宮は受精卵が着床し、発生・発育する場所となる器官。膣は交接器であり産道となる。

◆**卵巣は皮質と髄質からなり、皮質には卵胞が散在する。**

◆**卵管は、卵巣から子宮底の外側までの間を、子宮広間膜内の上縁に沿って走る長さ約7〜15cmの細い管である。**

　卵管采に続く卵管の外側2/3は、卵管膨大部と呼ばれる。子宮近くの1/3は卵管峡部と呼ばれる。

◆**子宮は底、体、頚に分けられる。**

　上端の子宮底の両外側からは、卵管、固有卵巣索、子宮円索が出ている。体と頚との間はややくびれて子宮峡部とよばれる。子宮頚部の下端は丸く膣の中に突出し、子宮頚の膣部とよばれる。

◆**子宮内腔は、子宮腔と頚管に分けられ、子宮腔の上両外側には卵管子宮口が開口している。**

　外子宮口で膣に開く。

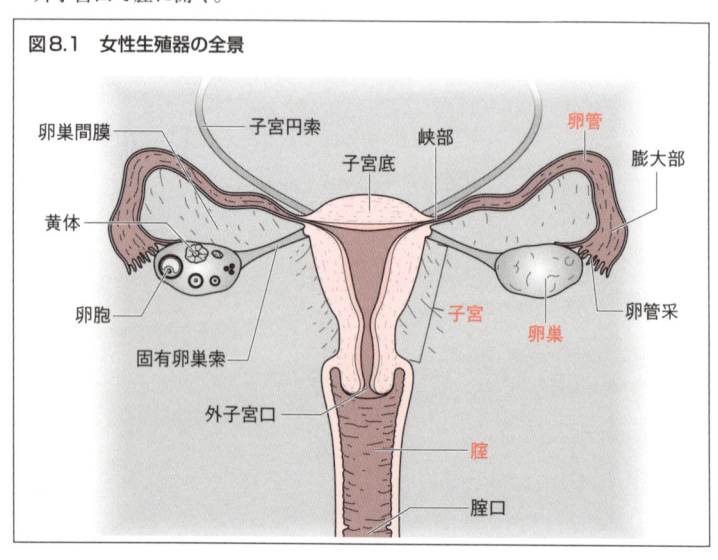

図8.1　女性生殖器の全景

図8.2 骨盤矢状断（女性）

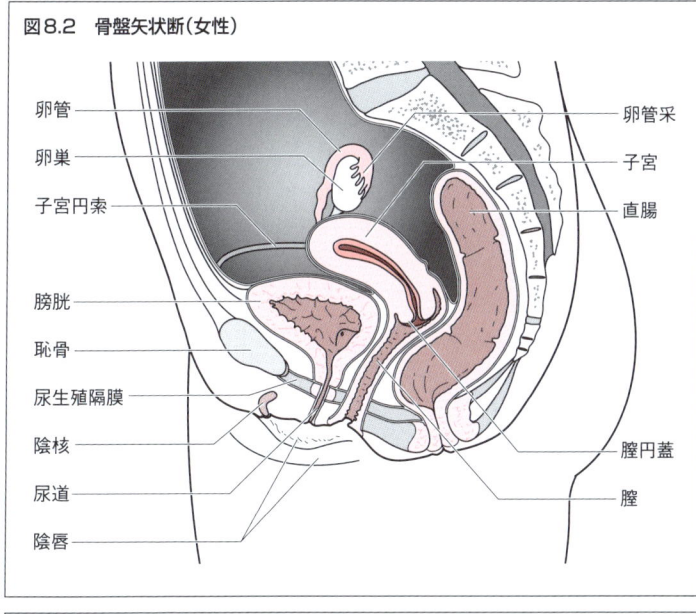

- 卵管
- 卵巣
- 子宮円索
- 膀胱
- 恥骨
- 尿生殖隔膜
- 陰核
- 尿道
- 陰唇
- 卵管采
- 子宮
- 直腸
- 腟円蓋
- 腟

図8.3 子宮と腟の前頭断と外陰部

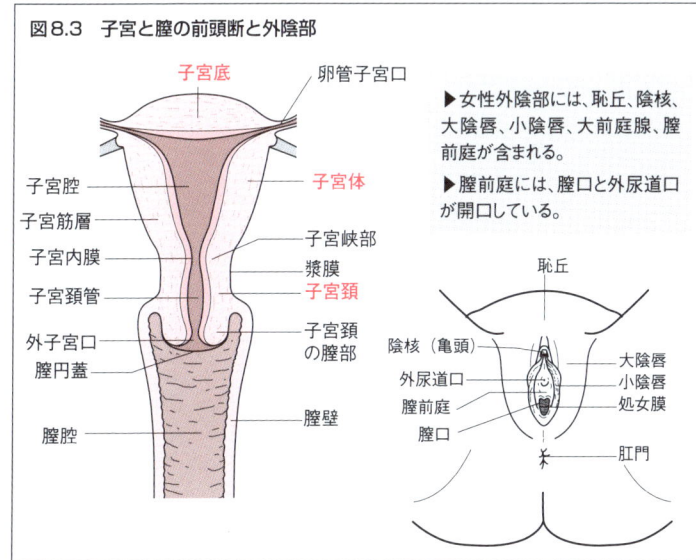

- 子宮底
- 卵管子宮口
- 子宮体
- 子宮腔
- 子宮筋層
- 子宮内膜
- 子宮頚管
- 外子宮口
- 腟円蓋
- 腟腔
- 子宮峡部
- 漿膜
- 子宮頚
- 子宮頚の腟部
- 腟壁

▶女性外陰部には、恥丘、陰核、大陰唇、小陰唇、大前庭腺、腟前庭が含まれる。

▶腟前庭には、腟口と外尿道口が開口している。

- 恥丘
- 陰核（亀頭）
- 外尿道口
- 腟前庭
- 腟口
- 大陰唇
- 小陰唇
- 処女膜
- 肛門

1. 女性生殖器と外陰部

❷ 男性生殖器

◆**男性の生殖器は、精巣(睾丸)、精巣上体(副睾丸)、精管、精囊、陰茎からなる。**

　精巣の曲精細管で産生された精子は、精巣網、精巣輸出管を通り、精巣から精巣上体へと運ばれる。さらに精巣上体内の精巣上体管から精管へと運ばれる。

　精管は膀胱の後ろを通り、膨大(精管膨大部)したのち、細くなって射精管となり、尿道に開口する。

◆**付属生殖腺として、精囊、前立腺、尿道球腺(カウパー腺)がある。**

　精囊は、淡黄色を帯びたアルカリ性の分泌物を出し、射精の際、前立腺の分泌物とともに、精液として排出される。前立腺は膀胱の下で恥骨結合と直腸の間にある。射精管と尿道起始部を取り囲む。

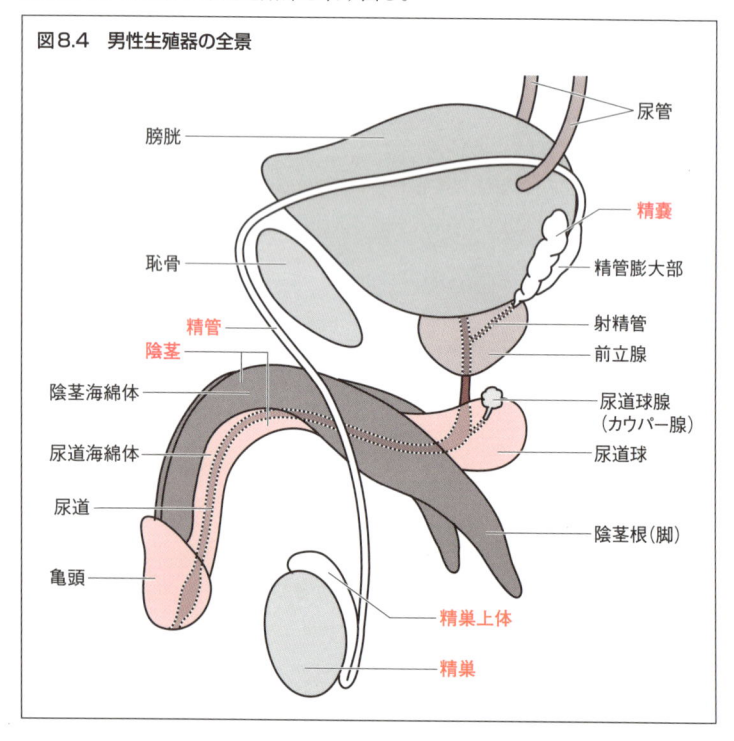

図8.4　男性生殖器の全景

◆**精管が通るお腹の壁の通り道を鼠径管という**(p.106参照)。

鼠径管を通るものは、男性：精索（精管、精巣挙筋、筋膜、精巣動・静脈、神経などの共通の索状物）、女性：子宮円索。

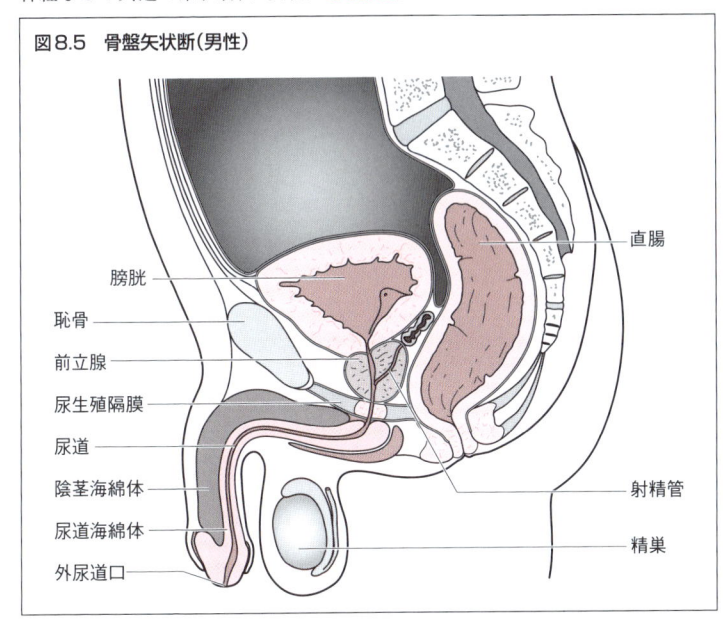

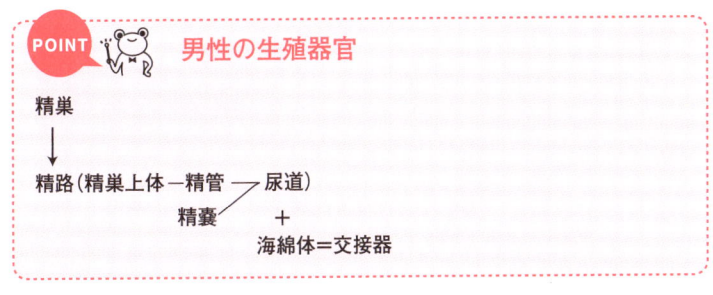

図8.5　骨盤矢状断（男性）

- 直腸
- 膀胱
- 恥骨
- 前立腺
- 尿生殖隔膜
- 尿道
- 陰茎海綿体
- 尿道海綿体
- 外尿道口
- 射精管
- 精巣

POINT　**男性の生殖器官**

精巣
↓
精路（精巣上体─精管 → 尿道）
　　　精囊　　　＋
　　　海綿体＝交接器

2．男性生殖器　133

図8.6 精巣（矢断面）

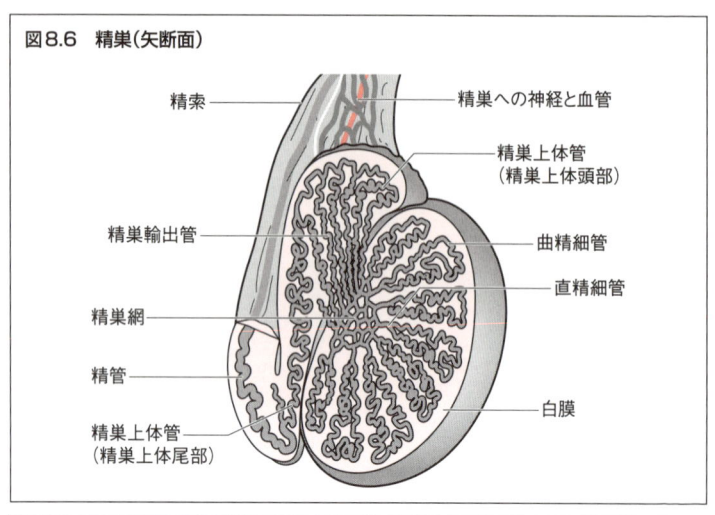

- 精索
- 精巣への神経と血管
- 精巣上体管（精巣上体頭部）
- 精巣輸出管
- 曲精細管
- 直精細管
- 精巣網
- 精管
- 白膜
- 精巣上体管（精巣上体尾部）

図8.7 陰茎

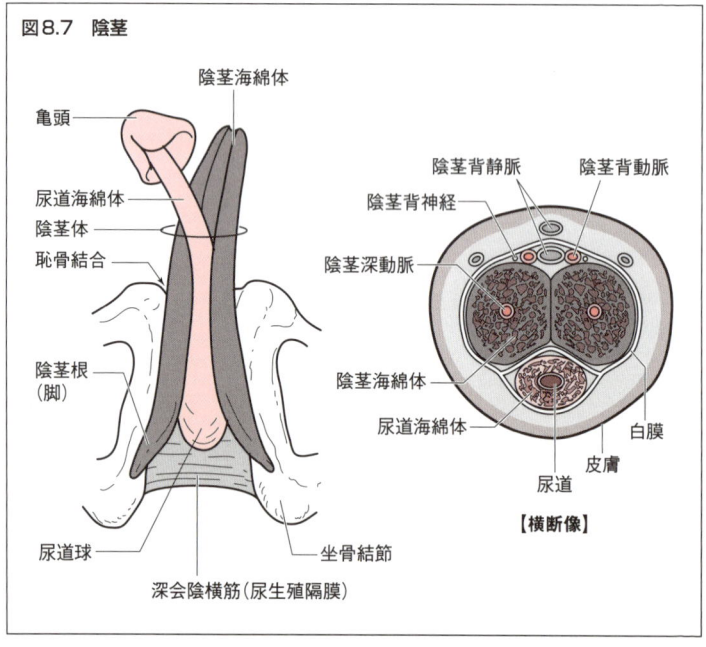

- 亀頭
- 陰茎海綿体
- 尿道海綿体
- 陰茎体
- 恥骨結合
- 陰茎根（脚）
- 尿道球
- 深会陰横筋（尿生殖隔膜）
- 坐骨結節

【横断像】
- 陰茎背静脈
- 陰茎背動脈
- 陰茎背神経
- 陰茎深動脈
- 陰茎海綿体
- 尿道海綿体
- 白膜
- 皮膚
- 尿道

chapter 9

神経系

① 神経系の発生

◆**神経系は、中枢神経系と末梢神経系に分かれる。**
◆**中枢神経系は、脊髄と脳からなる。**

　神経系は外胚葉由来の器官である。まず、細長く厚さをもった板状の神経板として発生する。一部がくぼんで溝をつくり、管となり、神経管ができる。

　神経管は、頭のほうの脳管と、尾方部の脊髄管よりなる。

◆**前脳は終脳と間脳に分化し、中脳はそのまま、菱脳は後脳（橋・小脳）と髄脳（延髄）に分化する（図9.3）。**

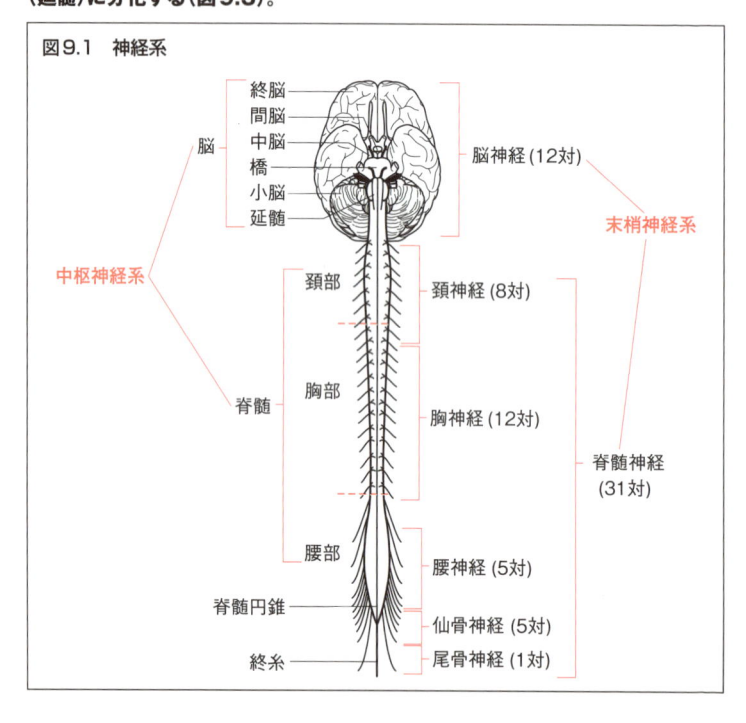

図9.1　神経系

- 脳
  - 終脳
  - 間脳
  - 中脳
  - 橋
  - 小脳
  - 延髄
- 脊髄
  - 頚部
  - 胸部
  - 腰部
- 脊髄円錐
- 終糸

中枢神経系

末梢神経系
- 脳神経（12対）
- 脊髄神経（31対）
  - 頚神経（8対）
  - 胸神経（12対）
  - 腰神経（5対）
  - 仙骨神経（5対）
  - 尾骨神経（1対）

図9.2 神経系の発達過程

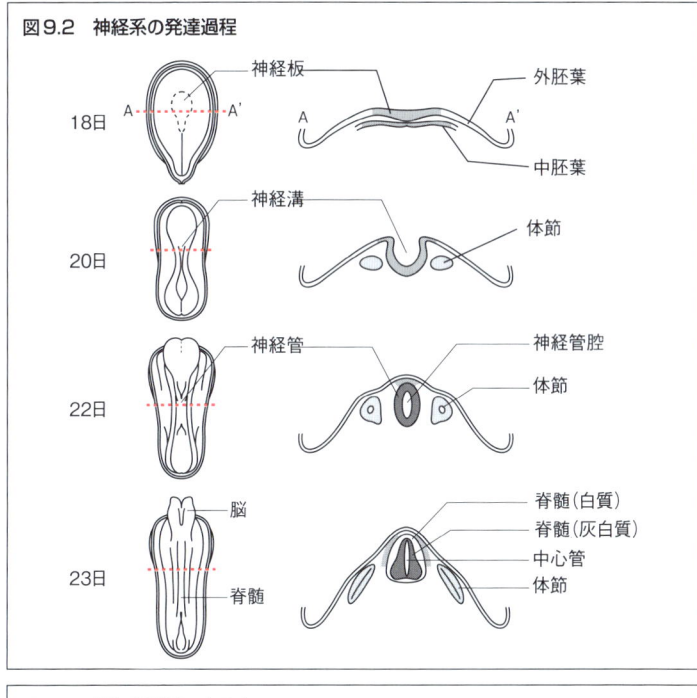

18日　神経板／外胚葉／中胚葉

20日　神経溝／体節

22日　神経管／神経管腔／体節

23日　脳／脊髄／脊髄(白質)／脊髄(灰白質)／中心管／体節

図9.3 脳と脊髄ができるまで

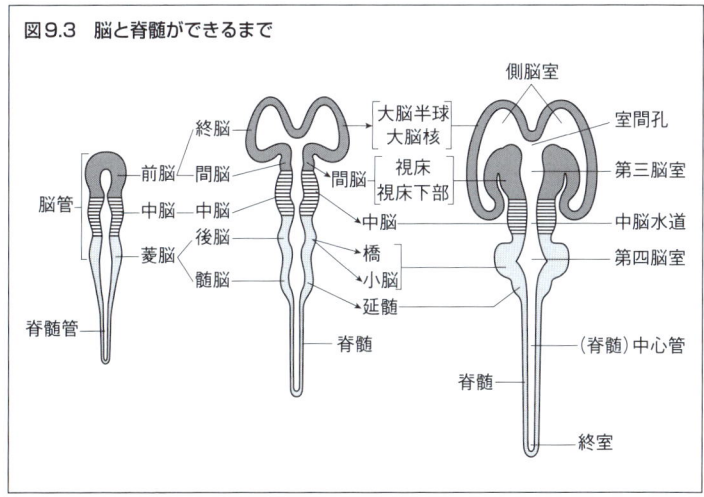

脳管：前脳（終脳・間脳）／中脳／菱脳（後脳・髄脳）

終脳 → 大脳半球・大脳核／側脳室／室間孔
間脳 → 視床・視床下部／第三脳室
中脳 → 中脳水道
後脳 → 橋・小脳／第四脳室
髄脳 → 延髄

脊髄管／脊髄／(脊髄)中心管／終室

1. 神経系の発生

② 脳室系

◆**神経管の内腔は、各部位の発生分化に伴い、拡張して脳室系となる。**

　脳と脊髄内の空洞を脳室系という。脳の腔所は脳室といい、左右の**側脳室**と、**第三脳室**、そして**第四脳室**の4つの部屋に分かれている。

> **POINT　脳室の場所**
>
> **(左右)側脳室**：(左右)大脳半球　　**第三脳室**：間脳
> **中脳水道**：中脳　　　　　　　　　**第四脳室**：橋と延髄と小脳

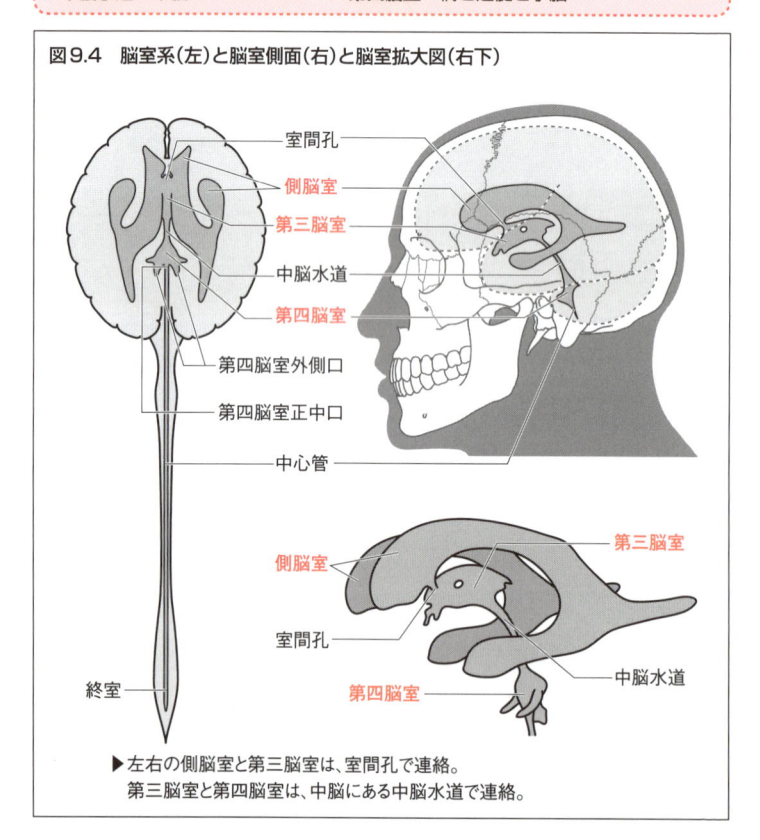

図9.4　脳室系(左)と脳室側面(右)と脳室拡大図(右下)

- 室間孔
- 側脳室
- 第三脳室
- 中脳水道
- 第四脳室
- 第四脳室外側口
- 第四脳室正中口
- 中心管
- 終室
- 側脳室
- 室間孔
- 第三脳室
- 第四脳室
- 中脳水道

▶左右の側脳室と第三脳室は、室間孔で連絡。
　第三脳室と第四脳室は、中脳にある中脳水道で連絡。

③ 髄膜

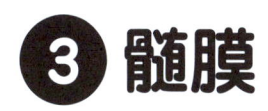

◆**脳および脊髄を包む膜を髄膜という。髄膜は3枚からなる。**

最外層の骨に付着しているものを硬膜、最内層の脳・脊髄にぴったりくっ付いているものを軟膜、その間にある膜をクモ膜という。

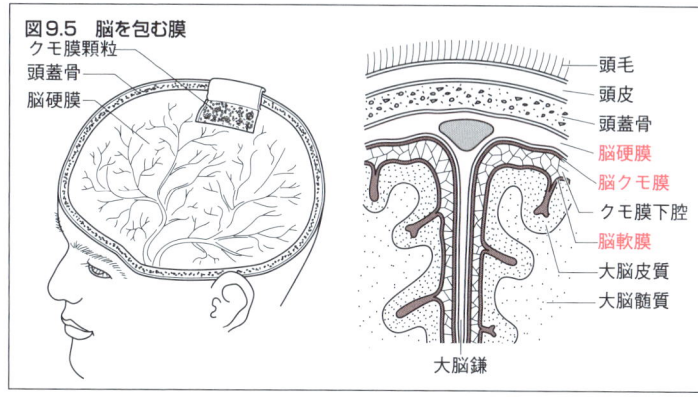

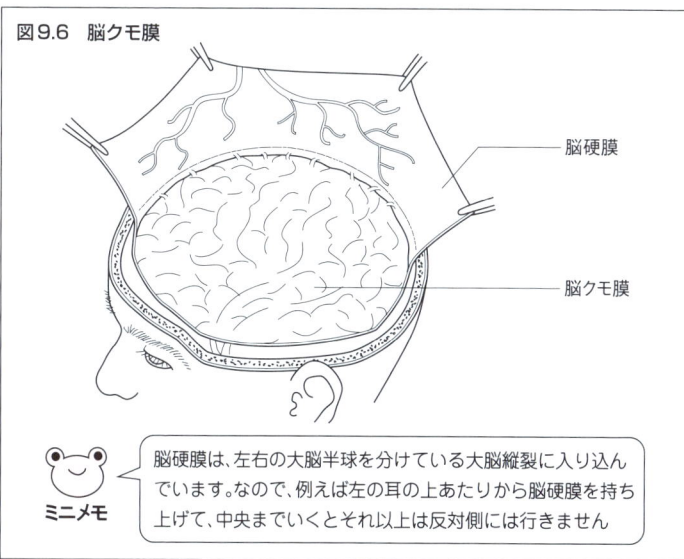

図9.5　脳を包む膜

- クモ膜顆粒
- 頭蓋骨
- 脳硬膜
- 頭毛
- 頭皮
- 頭蓋骨
- 脳硬膜
- 脳クモ膜
- クモ膜下腔
- 脳軟膜
- 大脳皮質
- 大脳髄質
- 大脳鎌

図9.6　脳クモ膜

- 脳硬膜
- 脳クモ膜

ミニメモ：脳硬膜は、左右の大脳半球を分けている大脳縦裂に入り込んでいます。なので、例えば左の耳の上あたりから脳硬膜を持ち上げて、中央までいくとそれ以上は反対側には行きません

◆**脳室内には、毛細血管を上皮がおおった組織、脈絡叢（みゃくらくそう）が存在する。**

各脳室内の脈絡叢は、脳脊髄液を分泌する。

◆**脳脊髄液は、脳室系内を循環し、第四脳室の3つの孔からクモ膜下腔に流れ出る。**

第四脳室の3つの孔とは、左・右の外側口（ルシュカ孔）と、正中口（マジャンディ孔）である。その後、脳脊髄液は、クモ膜下腔を満たし、脳や脊髄を浸す。

◆**クモ膜下腔に入った脳脊髄液は、クモ膜顆粒にて、硬膜内を走る静脈洞（上矢状静脈洞）に注ぎ、静脈洞の中を流れる静脈血中に吸収される（p.55参照）。**

◆**脳は、髄膜や髄液で保護され、頭蓋腔の中におさまっている。**

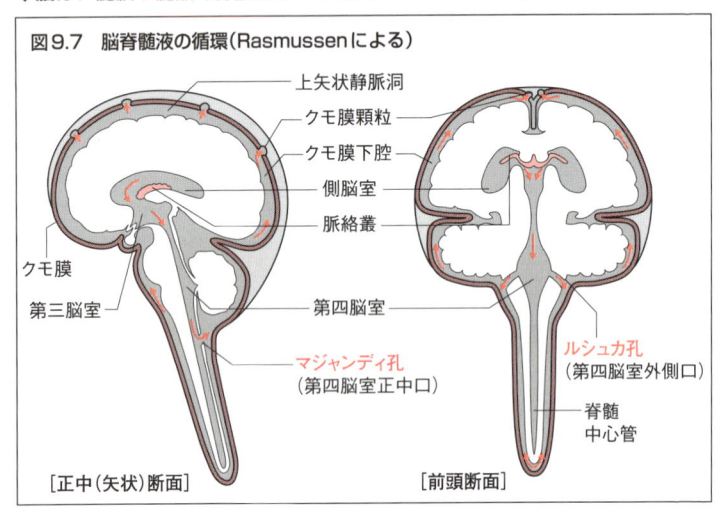

図9.7　脳脊髄液の循環（Rasmussenによる）

ラベル：上矢状静脈洞、クモ膜顆粒、クモ膜下腔、側脳室、脈絡叢、クモ膜、第三脳室、第四脳室、マジャンディ孔（第四脳室正中口）、ルシュカ孔（第四脳室外側口）、脊髄中心管

［正中（矢状）断面］　　［前頭断面］

> ミニメモ
>
> 硬膜静脈洞の「洞」という用語は、通常より管腔の広い脈管に用いられます。硬膜静脈洞のうち、大脳鎌の縁に沿って前後（矢状）方向に走る静脈を矢状静脈洞といいます。鎌の背（上）に沿って走るほうは上矢状静脈洞、鎌の刃（下）に沿って走るほうは下矢状静脈洞と名づけられています

図9.8 髄膜とクモ膜顆粒

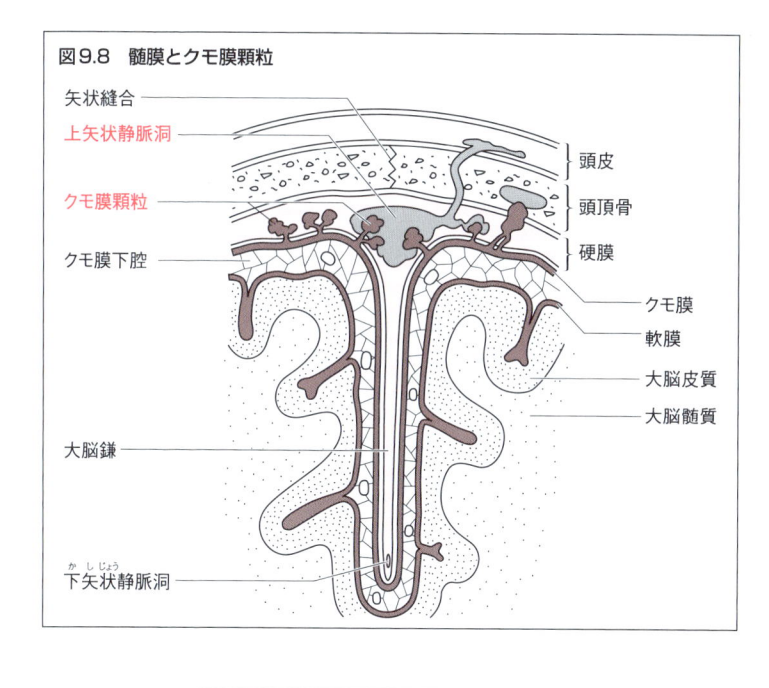

- 矢状縫合
- 上矢状静脈洞
- クモ膜顆粒
- クモ膜下腔
- 大脳鎌
- 下矢状静脈洞（かしじょう）

- 頭皮
- 頭頂骨
- 硬膜
- クモ膜
- 軟膜
- 大脳皮質
- 大脳髄質

ミニメモ：脳軟膜は脳の表面にぴったりとくっ付いていますが、クモ膜は脳の溝の中までは入り込みません。軟膜とクモ膜の間には隙間ができるのです。これをクモ膜下腔といいます

3．髄膜

④ 脊髄

●脊髄は脊柱管内にあり、細長い円柱状になっている。

脊柱管は仙骨まで繋がっているが、脊髄は**第1腰椎**と**第2腰椎**との間付近で終わる。脊髄の最後のほうは、円錐状になり、その終わりの部分を**脊髄円錐**という。上・下2か所に紡錘状のふくらみ（頚膨大と腰膨大）がある。

●脊髄節と椎骨の位置の関係

頚部（頚髄）：上位6頚椎の高さの範囲

胸部（胸髄）：第7頚椎から第9胸椎の棘突起の高さの範囲

腰部（腰髄）：第10～12胸椎の棘突起の高さの範囲

脊髄円錐（仙髄・尾髄）：第12胸椎棘突起から第1～2腰椎間の棘突起の高さの範囲

図9.9 脊柱管内下端（脊髄円錐と馬尾）

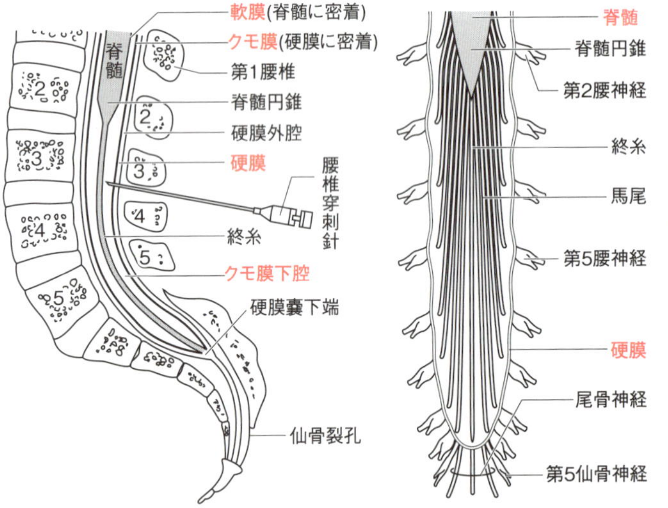

（注）脊髄硬膜と脊髄クモ膜は、脊髄円錐付近では終わらず、脊柱管の下部の仙骨管まで伸びていて、クモ膜下腔も、その内部を満たしている脳脊髄液も下まで伸びている。

図9.10 脊髄分節と脊髄神経

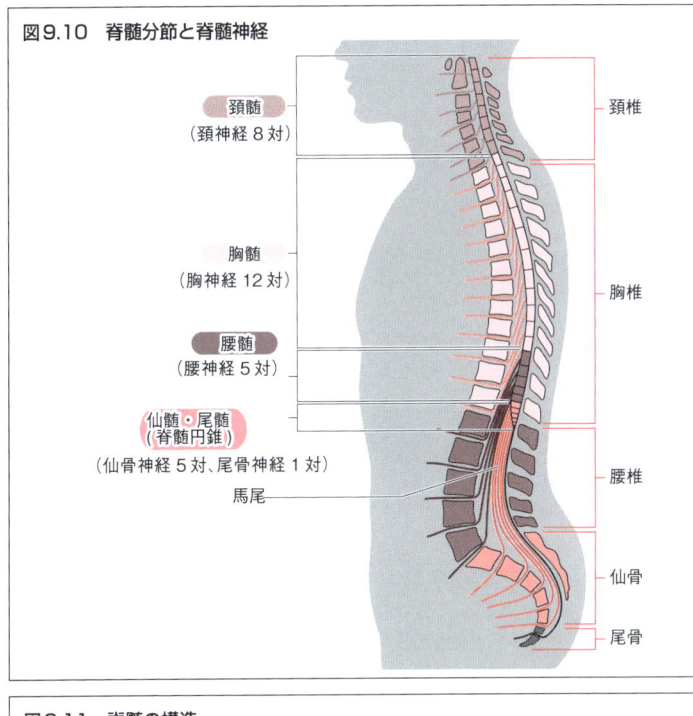

- 頚髄（頚神経8対）
- 胸髄（胸神経12対）
- 腰髄（腰神経5対）
- 仙髄・尾髄（脊髄円錐）（仙骨神経5対、尾骨神経1対）
- 馬尾

- 頚椎
- 胸椎
- 腰椎
- 仙骨
- 尾骨

図9.11 脊髄の構造

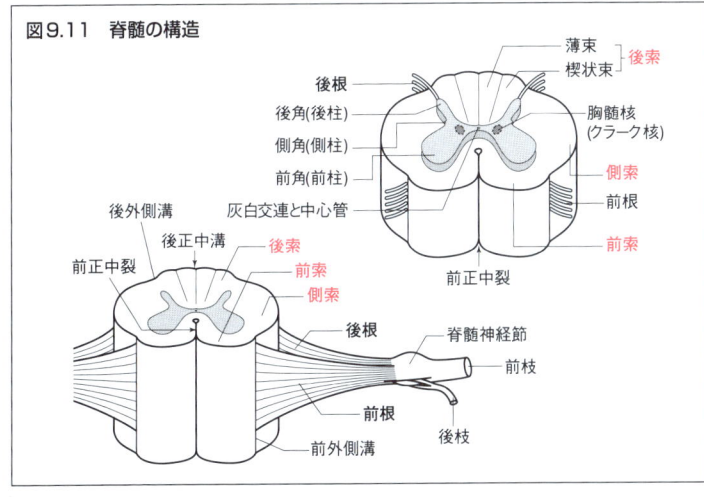

- 薄束
- 楔状束
- 後索
- 後根
- 後角（後柱）
- 側角（側柱）
- 前角（前柱）
- 灰白交連と中心管
- 胸髄核（クラーク核）
- 側索
- 前根
- 前索
- 前正中裂

- 後外側溝
- 後正中溝
- 後索
- 前正中裂
- 前索
- 側索
- 後根
- 脊髄神経節
- 前枝
- 前根
- 後枝
- 前外側溝

4．脊髄

❺ 終脳（左・右大脳半球）

◆**脳は終脳（左・右大脳半球）、間脳、中脳、橋、小脳、延髄に区分される。**

中脳、橋、延髄を脳幹という。

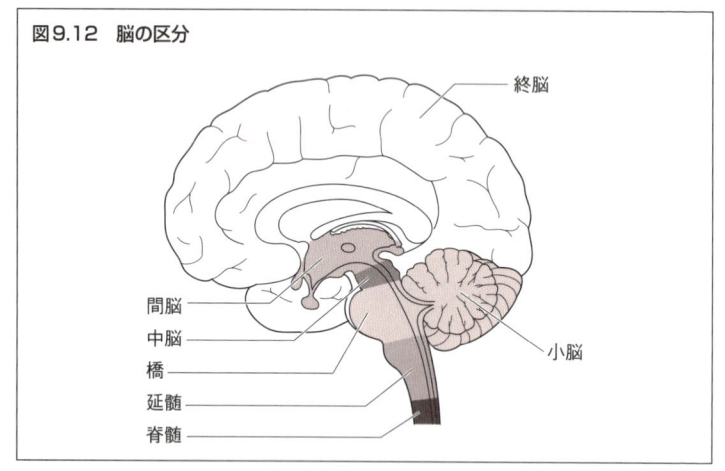

図9.12　脳の区分

（終脳、間脳、中脳、橋、延髄、脊髄、小脳）

◆**終脳は、脳の最上端部にある。正中線上の大脳縦裂によって、左右の大脳半球に分かれる。**

大脳縦裂には、脳硬膜（大脳鎌）が入り込んでいる（p.139参照）。左右の大脳半球は、内側の脳梁という線維束で左右がつながる。(p.146参照)

◆**大脳半球の表面には、多くの溝（脳溝）とその間の膨らみ（脳回）がある。**

おもな脳溝は、中心溝（ローランド溝）、外側溝（シルビウス溝）、頭頂後頭溝である。

◆**大脳半球表面は、上記脳溝により、前頭葉、頭頂葉、後頭葉、側頭葉に区分される。**

図9.13 主な脳溝と大脳葉

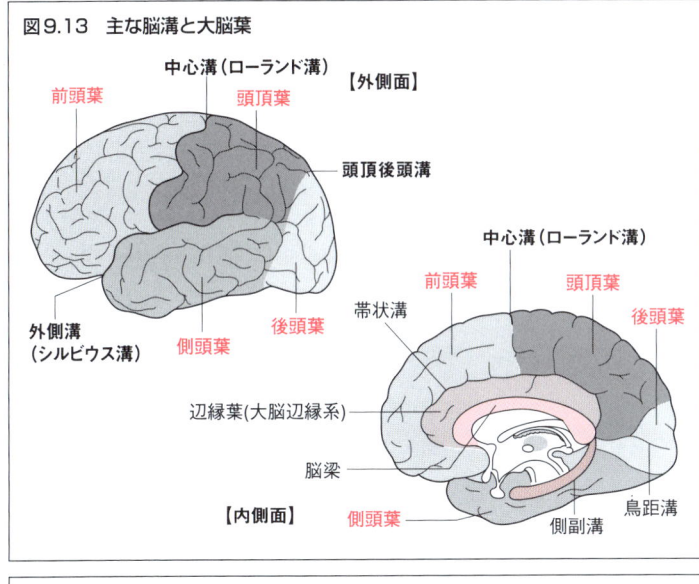

【外側面】

- 中心溝（ローランド溝）
- 前頭葉
- 頭頂葉
- 頭頂後頭溝
- 外側溝（シルビウス溝）
- 側頭葉
- 後頭葉

【内側面】

- 中心溝（ローランド溝）
- 前頭葉
- 頭頂葉
- 後頭葉
- 帯状溝
- 辺縁葉(大脳辺縁系)
- 脳梁
- 側頭葉
- 側副溝
- 鳥距溝

図9.14 大脳半球外側面の脳溝と脳回

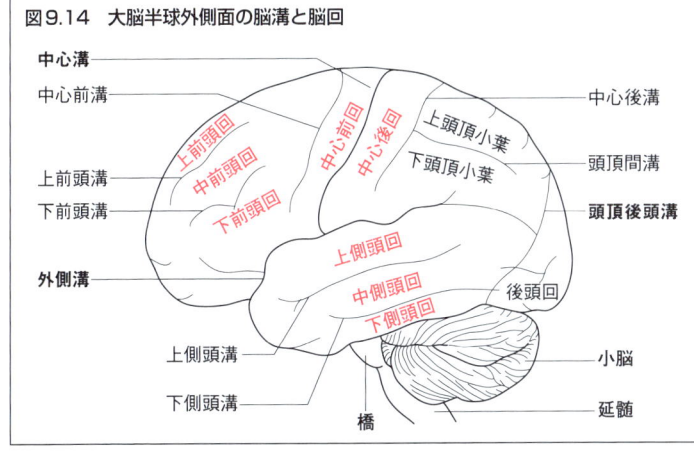

- 中心溝
- 中心前溝
- 上前頭溝
- 下前頭溝
- 外側溝
- 上前頭回
- 中前頭回
- 下前頭回
- 中心前回
- 中心後回
- 上頭頂小葉
- 下頭頂小葉
- 中心後溝
- 頭頂間溝
- 頭頂後頭溝
- 上側頭回
- 中側頭回
- 下側頭回
- 後頭回
- 上側頭溝
- 下側頭溝
- 橋
- 小脳
- 延髄

◆**終脳は、嗅脳、外套、脳梁・脳弓・透明中隔、大脳核に分けられる。**

<u>外套</u>は、大脳半球の主体で、大脳皮質と大脳髄質からなる。また、終脳の内部には<u>側脳室</u>がある。

◆**大脳皮質は、<u>灰白質</u>（神経細胞）の層であり、大脳髄質は<u>白質</u>（神経線維）の集まりである。**

さらに大脳髄質の深部には灰白質の塊があり、この塊を<u>大脳基底核（大脳核）</u>という。

◆**大脳基底核は、<u>尾状核</u>、<u>レンズ核</u>、<u>前障</u>、扁桃体の４つを区別する。**

レンズ核は被殻と淡蒼球に区分される。尾状核と、レンズ核の被殻を合わせて、<u>線条体</u>という。

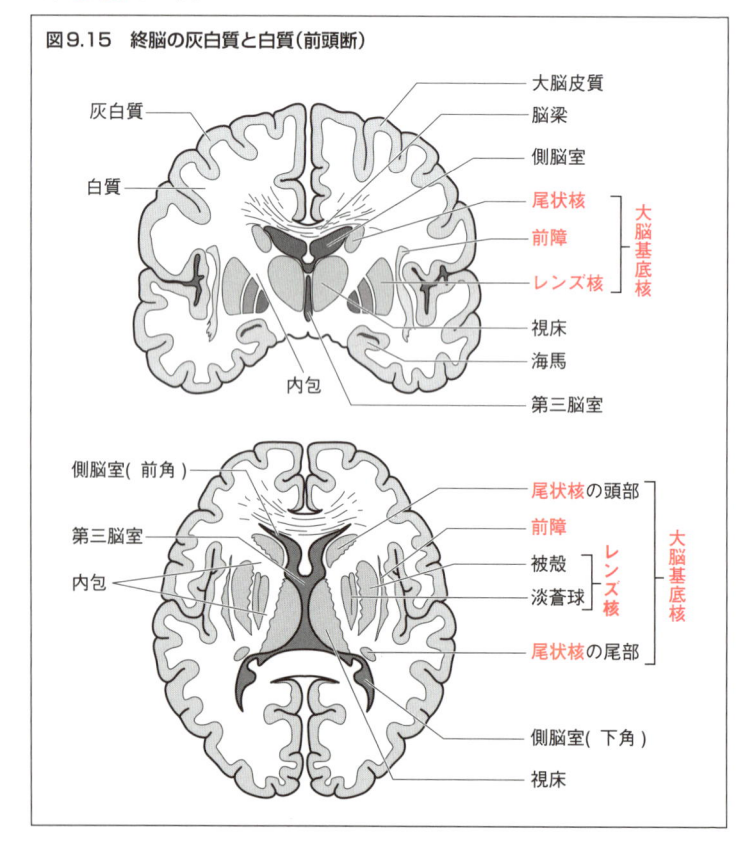

図9.15 終脳の灰白質と白質（前頭断）

大脳皮質
脳梁
側脳室
尾状核
前障
レンズ核
｝大脳基底核
視床
海馬
第三脳室
灰白質
白質
内包

側脳室（前角）
第三脳室
内包
尾状核の頭部
前障
被殻
淡蒼球
｝レンズ核
尾状核の尾部
｝大脳基底核
側脳室（下角）
視床

図9.16 大脳基底核（大脳核）の側面図

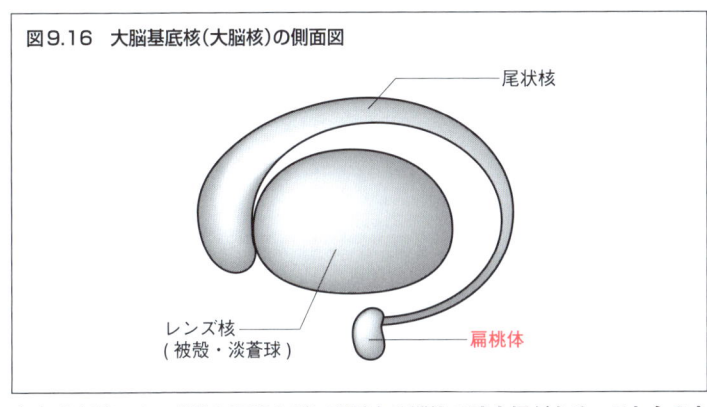

- 尾状核
- レンズ核（被殻・淡蒼球）
- 扁桃体

◆**大脳皮質には、感覚や運動などに関係する機能の諸中枢がある。これらの中枢は、特定の部分に限局し分布しており、これを機能局在という。**

図9.17 大脳皮質の機能局在

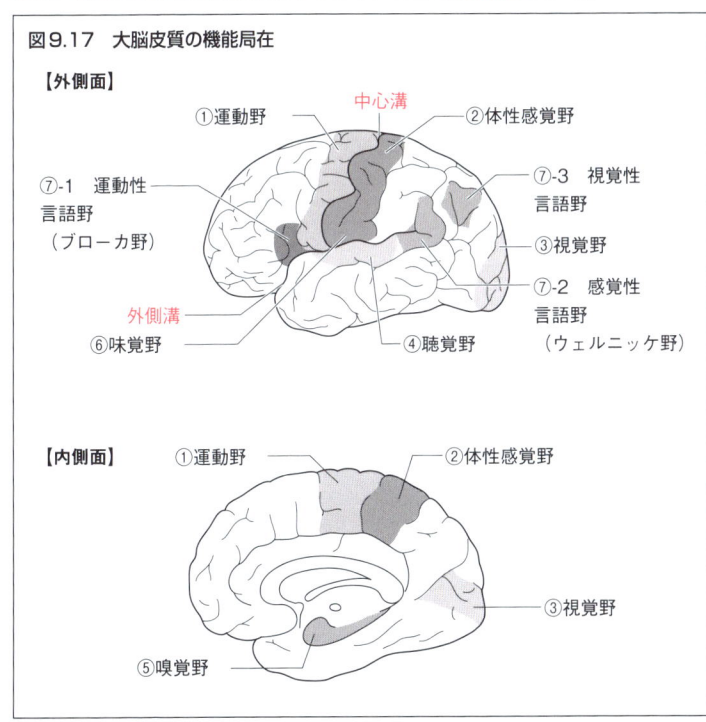

【外側面】
- ①運動野
- 中心溝
- ②体性感覚野
- ⑦-1 運動性言語野（ブローカ野）
- ⑦-3 視覚性言語野
- ③視覚野
- ⑦-2 感覚性言語野（ウェルニッケ野）
- 外側溝
- ⑥味覚野
- ④聴覚野

【内側面】
- ①運動野
- ②体性感覚野
- ③視覚野
- ⑤嗅覚野

5．終脳（左・右大脳半球）

> **メモ** 大脳皮質の細胞構築（ブロードマンBrodmannによる6層）
>
> 大脳皮質は、いろいろな形や大きさの神経細胞が層をなしている。
> 特殊な部位以外では、表層から以下のように6層が区別される。
> （Ⅰ）分子層　　　　　　（Ⅳ）内顆粒層
> （Ⅱ）外顆粒層　　　　　（Ⅴ）内錐体細胞層
> （Ⅲ）外錐体細胞層　　　（Ⅵ）多形細胞層

◆**脳の深部で、脳梁を囲む部位を大脳辺縁系という。**

大脳半球の深部にある古皮質や原皮質、および大脳核の一部も含む部分を大脳辺縁系という。嗅脳、帯状回、海馬、歯状回、海馬回、海馬傍回、扁桃体、乳頭体など。

◆**大脳髄質は、大脳半球の白質部で、その大部分が有髄神経線維である。この線維を走行方向により3つに区別する。**

すなわち、連合線維、交連線維、投射線維である。これらは、それぞれ集束して神経路（伝導路）をつくる。

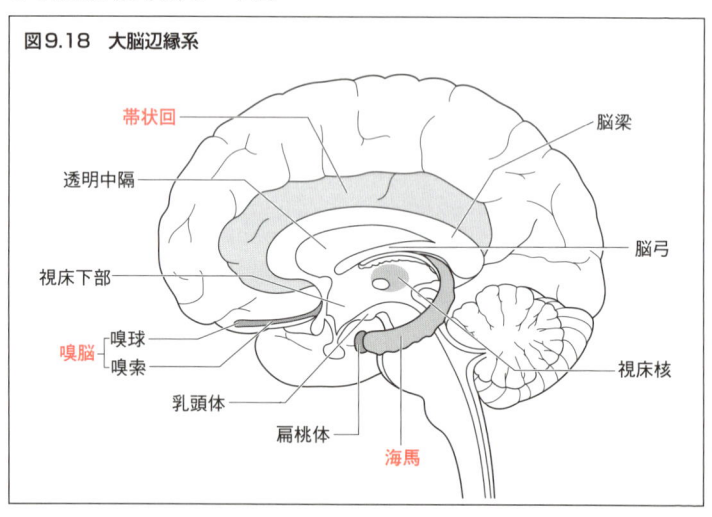

図9.18　大脳辺縁系

- 帯状回
- 透明中隔
- 視床下部
- 嗅脳
  - 嗅球
  - 嗅索
- 乳頭体
- 扁桃体
- 海馬
- 脳梁
- 脳弓
- 視床核

図9.19　3種類の有髄神経線維

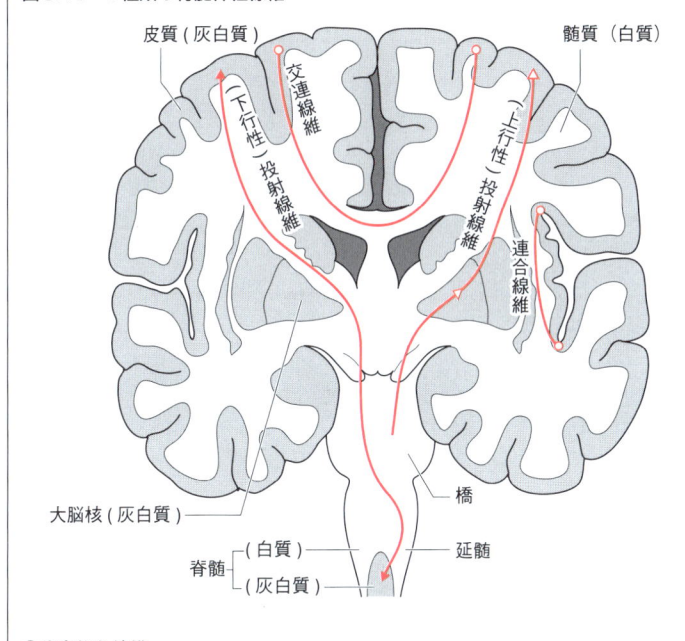

皮質(灰白質)　　　髄質（白質）
(下行性)投射線維
交連線維
(上行性)投射線維
連合線維
大脳核(灰白質)
脊髄　(白質)　　延髄
　　　(灰白質)
橋

●代表的な線維
①連合線維：
　一側の半球の皮質間を連絡する
　(a)弓状線維
　(b)鈎状束
　(c)帯状束
　(d)上縦束
　(e)下縦束
　(f)前頭後頭束

②交連線維：
　両側の半球皮質間を連絡する
　(a)脳梁
　(b)脳弓交連
　(c)前交連
　(d)後交連
　(e)手綱交連

③投射線維：
　大脳皮質と皮質下部(大脳核と脳幹以下)と連絡する
　(a)下行性(運動性)線維
　(b)上行性(知覚性)線維

5．終脳（左・右大脳半球）

⑥ 脳幹

◆**脳幹は、間脳・中脳・橋・延髄からなる。**

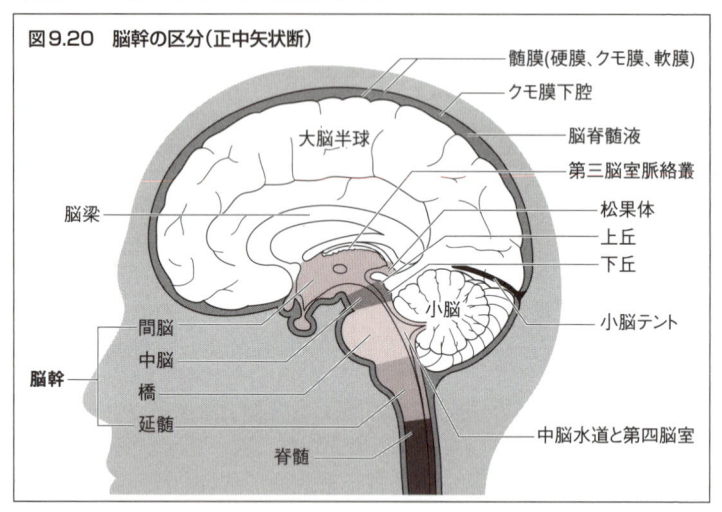

```
図9.20  脳幹の区分(正中矢状断)
```

- 髄膜(硬膜、クモ膜、軟膜)
- クモ膜下腔
- 大脳半球
- 脳脊髄液
- 第三脳室脈絡叢
- 脳梁
- 松果体
- 上丘
- 下丘
- 小脳
- 小脳テント
- 脳幹 ─ 間脳／中脳／橋／延髄
- 脊髄
- 中脳水道と第四脳室

◆**間脳は、視床と視床下部からなる。**

視床下部の前方先端には、**下垂体**が連なっている。間脳は終脳と中脳の間にある。

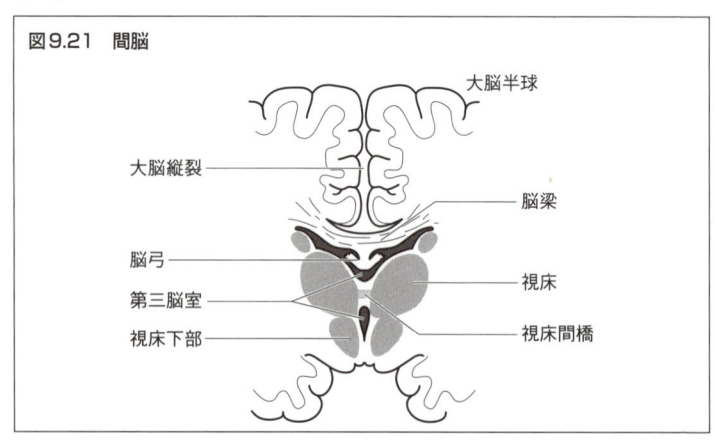

```
図9.21  間脳
```

- 大脳半球
- 大脳縦裂
- 脳梁
- 脳弓
- 視床
- 第三脳室
- 視床下部
- 視床間橋

> **pick up** 視床下部の機能

自律神経の最高中枢
温・冷中枢(体温調節・水代謝中枢)
性中枢(性欲)
食欲中枢
睡眠中枢：下垂体ホルモンの分泌調節機構

◆**中脳は大脳脚・被蓋・中脳蓋からなる。**

中脳は、間脳と橋の間にある。

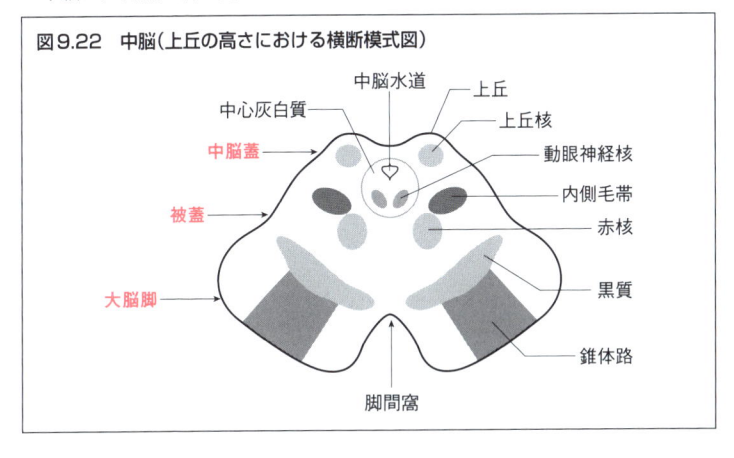

図9.22 中脳(上丘の高さにおける横断模式図)

中脳水道 / 上丘 / 中心灰白質 / 上丘核 / 中脳蓋 / 動眼神経核 / 被蓋 / 内側毛帯 / 赤核 / 大脳脚 / 黒質 / 錐体路 / 脚間窩

◆**橋は、橋底部(腹方膨出部)と橋背部(被蓋)からなる。**

橋は、中脳と延髄の間、小脳の腹側に位置する。橋背部では、第四脳室の底、菱形窩を形成する。

> **メモ** 中脳と橋の脳神経核

中脳の脳神経核：動眼神経・滑車神経・三叉神経中脳路核
中脳の脳神経核以外の運動核：赤核、黒質、内側縦束核
橋の脳神経核：三叉神経・外転神経・顔面神経・内耳神経

6. 脳幹　151

◆**延髄は、脳の終端部であり、脊髄の上端部に続く。上方が太い円錐形をしている。**

延髄には、呼吸中枢・心臓中枢・血管運動中枢・嚥下中枢・嘔吐中枢などの**自律神経**中枢がある。延髄の脳神経核は舌咽神経、迷走神経、副神経、舌下神経である。

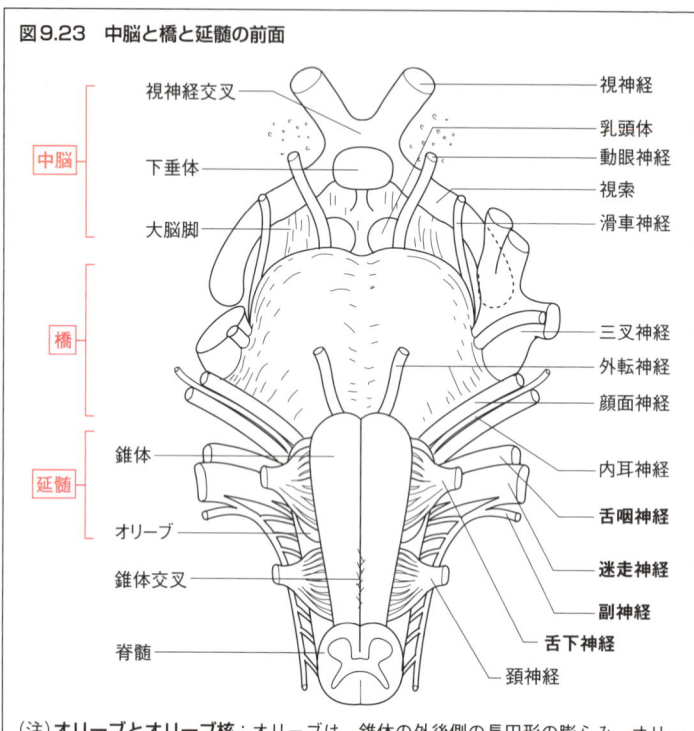

図9.23 中脳と橋と延髄の前面

中脳
- 視神経交叉
- 下垂体
- 大脳脚
- 視神経
- 乳頭体
- 動眼神経
- 視索
- 滑車神経

橋
- 三叉神経
- 外転神経
- 顔面神経

延髄
- 錐体
- オリーブ
- 錐体交叉
- 脊髄
- 内耳神経
- **舌咽神経**
- **迷走神経**
- **副神経**
- **舌下神経**
- 頚神経

（注）オリーブとオリーブ核：オリーブは、錐体の外後側の長円形の膨らみ。オリーブ核は、オリーブ内の灰白質錐体外路系伝導路の中継核。

メモ　脳幹網様体

白質と灰白質とが錯綜している部で、延髄・橋・中脳の内部構造中にみられ、延髄網様体・橋網様体・中脳網様体に分けられる。

❼ 小脳

◆**小脳は、終脳の後下方で橋と延髄の背側にあり、第四脳室の天井をつくっている。**

小脳の機能は、筋の緊張、平衡機能、姿勢反射、随意運動の調整である。

◆**小脳は、3つの小脳脚によって、中脳、橋および延髄と連結する。**

上小脳脚は中脳と連結。中小脳脚は橋と連結。下小脳脚は延髄と連結する。

◆**小脳皮質の3層は、分子層・プルキンエ細胞層・顆粒層である。**

> **メモ** 小脳核
>
> 小脳の深部は髄質となっていて、内部に有対性の小脳核がある。歯状核・栓状核・球状核・室頂核がある。

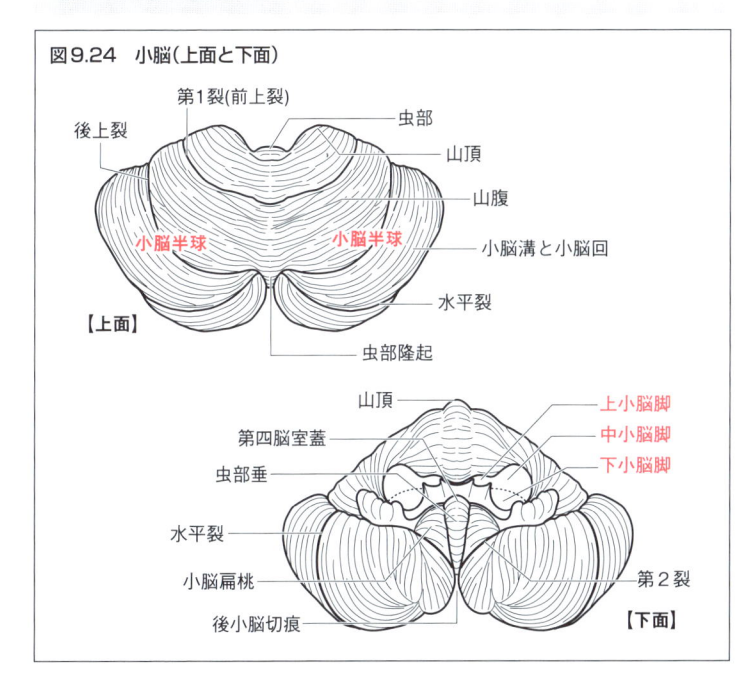

図9.24 小脳（上面と下面）

【上面】
- 後上裂
- 第1裂（前上裂）
- 虫部
- 山頂
- 山腹
- 小脳半球
- 小脳溝と小脳回
- 水平裂
- 虫部隆起

【下面】
- 山頂
- 第四脳室蓋
- 虫部垂
- 水平裂
- 小脳扁桃
- 後小脳切痕
- 上小脳脚
- 中小脳脚
- 下小脳脚
- 第2裂

7. 小脳

❽ 伝導路

◆**下行性伝導路は、脳から起こり、末梢の骨格筋への運動指令を伝える経路。運動性伝導路ともいう。**

　下行性伝導路は、錐体路および錐体外路に大別される。錐体路とは、骨格筋の随意運動を支配する神経路である。錐体外路とは、骨格筋の運動や緊張、筋群の協調運動などを反射的、不随意的に支配する神経路である。

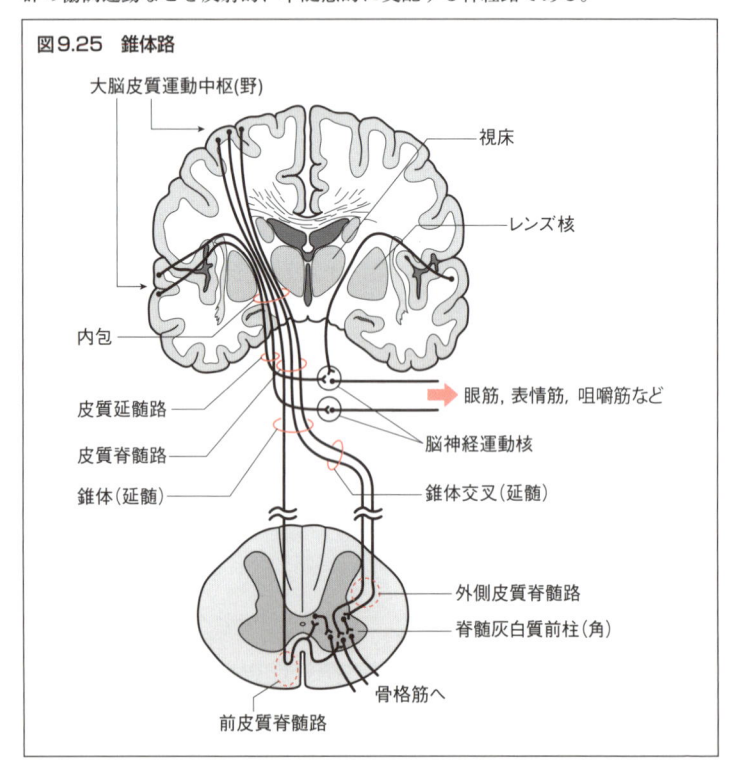

図9.25　錐体路

- 大脳皮質運動中枢(野)
- 視床
- レンズ核
- 内包
- 皮質延髄路
- 眼筋，表情筋，咀嚼筋など
- 皮質脊髄路
- 脳神経運動核
- 錐体(延髄)
- 錐体交叉(延髄)
- 外側皮質脊髄路
- 脊髄灰白質前柱(角)
- 骨格筋へ
- 前皮質脊髄路

◆**上行性伝導路は、末梢の感覚器官で受けた刺激を中枢まで伝える経路。感覚性伝導路ともいう。**

　上行性伝導路は、視覚伝導路、聴覚伝導路、味覚伝導路、嗅覚伝導路、深部感覚伝導路、体性感覚(皮膚感覚)伝導路などがある。

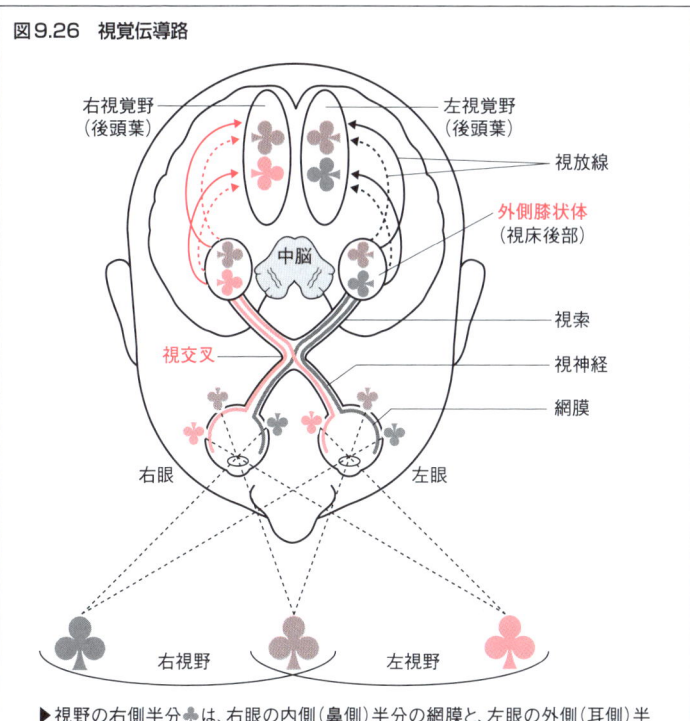

図9.26　視覚伝導路

- 右視覚野（後頭葉）
- 左視覚野（後頭葉）
- 視放線
- 外側膝状体（視床後部）
- 中脳
- 視索
- 視交叉
- 視神経
- 網膜
- 右眼
- 左眼
- 右視野
- 左視野

▶視野の右側半分♣は、右眼の内側(鼻側)半分の網膜と、左眼の外側(耳側)半分の網膜に投影される。しかし、右眼の内側半分の網膜からの線維は視交叉で交叉し、左側の視索に入る。つまり視野の右側半分♣は、すべて左側の視索に入り、左側の外側膝状体でニューロンを代え、左側大脳半球の視覚野に投射される。

図9.27　聴覚伝導路

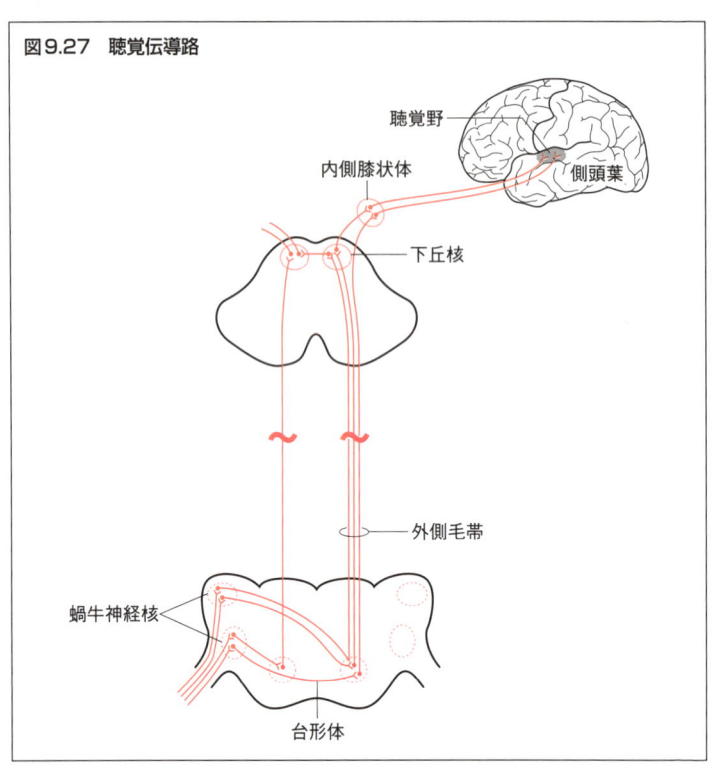

聴覚野
内側膝状体
側頭葉
下丘核
外側毛帯
蝸牛神経核
台形体

> **メモ　上行性（感覚性）伝導路**
>
> ①視覚伝導路：視細胞→視神経→外側膝状体→視覚野
> ②聴覚伝導路：ラセン神経節→蝸牛神経→内側膝状体→聴覚野
> ③味覚伝導路：顔面神経(舌の前2/3)、舌咽神経(後ろ1/3)→孤束核→味覚野
> ④嗅覚伝導路：嗅細胞→嗅神経→嗅球・嗅索・嗅三角→嗅覚野
> ⑤深部感覚伝導路：筋・腱・関節 などの位置・姿勢・運動に関する感覚→脊髄神経節→後根→脊髄…→小脳
> ⑥体性感覚(皮膚感覚)伝導路：脊髄神経節細胞→後柱→白(前)交連→前側索(対側脊髄)→被蓋→視床→内包→皮質感覚野

❾ 脳神経

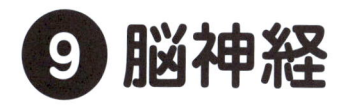

◆脳神経は、脳に出入りする12対の神経である。
　頭蓋底の孔を通って頭部、頚部および体幹の内臓に分布する。
◆脳神経には番号がついている。行き先別の部位で呼ばれることもある。

Ⅰ．**嗅神経**：嗅覚に関係し、鼻腔粘膜の嗅細胞から嗅球までの細枝。

Ⅱ．**視神経**：視覚に関係し、眼球網膜より起こり、視神経交叉をつくり、間脳の外側膝状体に入る。

Ⅲ．**動眼神経**：眼球運動を行う眼筋を支配。副交感神経線維も含む。

Ⅳ．**滑車神経**：運動性の神経。眼筋のうち上斜筋のみを支配する。

Ⅴ．**三叉神経**：脳神経中最大の神経。橋の外側から出て三叉神経節（半月神経節）をつくり、3枝に分かれ顔面の皮膚などに分布する。第3枝下顎神経は、運動線維もあり、咀嚼筋を支配する。

Ⅵ．**外転神経**：眼筋のうち、外側直筋のみを支配する。

Ⅶ．**顔面神経**：表情筋を支配する運動線維と、味覚線維と分泌線維とからなっている混合性神経。

Ⅷ．**内耳神経**：聴覚と平衡覚をつかさどる神経。内耳道内で前庭神経と蝸牛神経とに分かれる。前庭神経は平衡神経ともいう。蝸牛神経は聴神経ともいう。

Ⅸ．**舌咽神経**：混合性神経で、感覚、運動、味覚の神経線維を含む。舌根部と咽頭、中耳に分布。

Ⅹ．**迷走神経**：混合性神経であるが、その主成分は副交感性である。枝である反回神経は喉頭筋を支配し発声に関与する。

Ⅺ．**副神経**：運動性の神経。胸鎖乳突筋と僧帽筋を支配する。

Ⅻ．**舌下神経**：運動性の神経。舌筋（内舌筋と外舌筋）を支配する。

メモ　眼筋を支配する神経

①**動眼神経**：上直筋・下直筋・内側直筋・下斜筋、上眼瞼挙筋（瞳孔括約筋・毛様体筋：副交感性神経線維）
②**滑車神経**：上斜筋
③**外転神経**：外側直筋

メモ　三叉神経の分布域

①**眼神経**：前頭部、鼻背の皮膚、鼻粘膜、眼球などの感覚
②**上顎神経**：側頭部、頬部、上唇部の皮膚、上顎と歯、口蓋と咽頭粘膜などの感覚
③**下顎神経**：耳介前側と側頭部、下唇部の皮膚、下顎と歯などの感覚、舌体の感覚、咀嚼筋への運動枝

図9.27 脳底部と脳神経

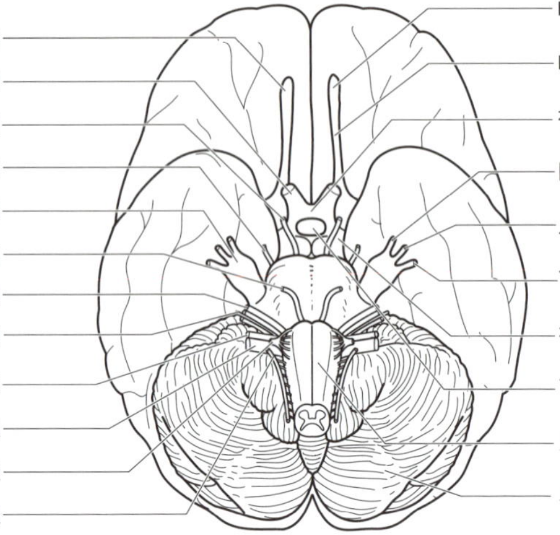

第1脳神経
第2脳神経
第3脳神経
第4脳神経
第5脳神経
第6脳神経
第7脳神経
第8脳神経
第9脳神経
第10脳神経
第12脳神経
第11脳神経

嗅球
嗅索
視神経交叉
眼神経
上顎神経
下顎神経
視索
下垂体
延髄
小脳半球

POINT 脳神経の覚え方

第1脳神経	嗅神経	嗅いで	第7脳神経	顔面神経	顔
第2脳神経	視神経	視る	第8脳神経	内耳神経	内の
第3脳神経	動眼神経	動く	第9脳神経	舌咽神経	舌が
第4脳神経	滑車神経	滑車の	第10脳神経	迷走神経	迷って走り
第5脳神経	三叉神経	三の	第11脳神経	副神経	副に
第6脳神経	外転神経	外に	第12脳神経	舌下神経	舌下げ

メモ 唾液腺の分泌

①顎下腺 ②舌下腺 } 顔面神経(鼓索神経)
③耳下腺：舌咽神経(鼓室神経)

メモ 舌の神経支配

感覚：舌の前2/3は舌神経(三叉神経第3枝、下顎神経の枝)
　　　舌の後1/3は舌咽神経
味覚：舌の前2/3は顔面神経
　　　舌の後1/3は舌咽神経

◆**迷走神経**は、**延髄**から起こり、**頚静脈孔**を出て、内頚静脈と総頚動脈に挟まれて頚部を下行し、胸部、そして食道の両側を下がり、横隔膜の食道裂孔を通って、腹部内臓にまで分布している。

硬膜、咽頭、食道、喉頭、気管、気管支、肺、心臓、胃、腸、肝臓、膵臓、脾臓、腎臓など(骨盤内臓は除く)に分布している。

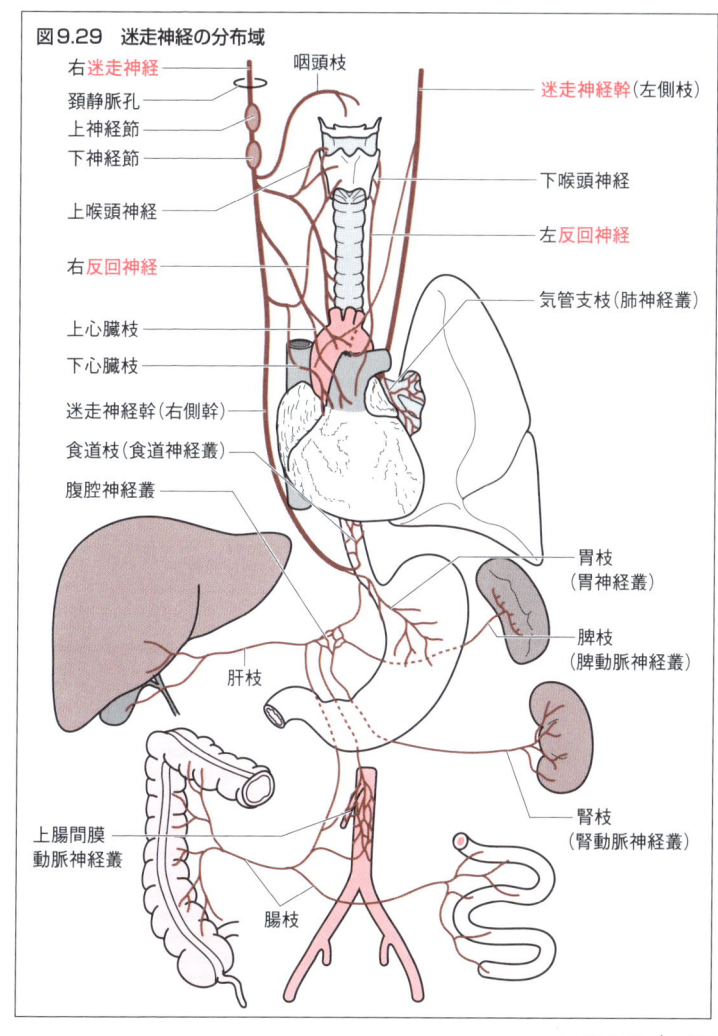

図9.29 迷走神経の分布域

- 右迷走神経
- 咽頭枝
- 迷走神経幹(左側枝)
- 頚静脈孔
- 上神経節
- 下神経節
- 下喉頭神経
- 上喉頭神経
- 左反回神経
- 右反回神経
- 気管支枝(肺神経叢)
- 上心臓枝
- 下心臓枝
- 迷走神経幹(右側幹)
- 食道枝(食道神経叢)
- 腹腔神経叢
- 胃枝(胃神経叢)
- 脾枝(脾動脈神経叢)
- 肝枝
- 上腸間膜動脈神経叢
- 腎枝(腎動脈神経叢)
- 腸枝

9. 脳神経

⑩ 脊髄神経

◆**脊髄神経は、脊髄の両側に出入りする末梢神経である。**

左右で対になっている。さらに、前根と後根により、脊髄の前外側と後外側から出入りする。

◆**脊髄神経の前根は運動神経線維の束で遠心性(運動性)神経である。後根は感覚神経線維の束で求心性(感覚性)神経である(ベル・マジャンディの法則)。**

後根は、脊髄神経節をつくったあと、前根と合わさって椎間孔を通る。その後すぐに前枝と後枝に分かれる。

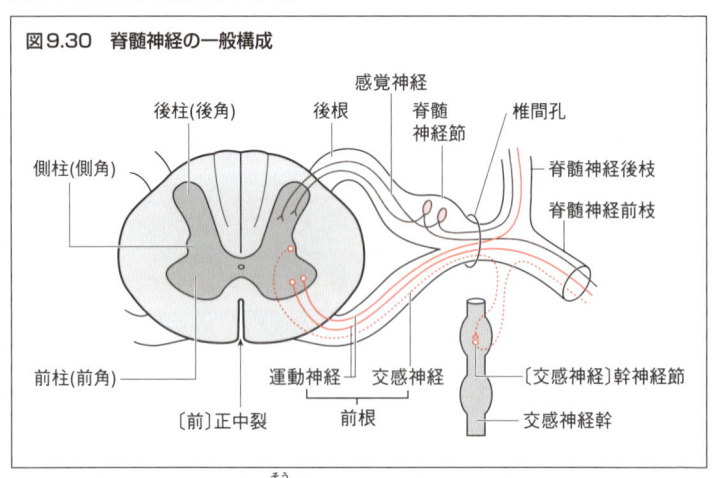

図9.30 脊髄神経の一般構成

◆**脊髄神経前枝は、脊髄神経叢を形成する。**

頸部と、体幹の腹側と外側部、および上肢と下肢の筋や皮膚に分布。

◆**脊髄神経後枝は、からだの後ろ側(背側)に分布する。**

後頭部、頸部および体幹の背面の皮膚や脊柱両側の筋に分布する。

> **メモ 脊髄神経叢**
>
> ①頸神経叢：C_1〜C_4の前枝
> ②腕神経叢：C_5〜T_1の前枝
> ③腰神経叢：T_{12}〜L_4の前枝
> ④仙骨神経叢：L_4〜S_3の前枝

◆**脊髄神経は、頸神経8対、胸神経12対、腰神経5対、仙骨神経5対、尾骨神経1対の31対に区別される。**

頸神経C_1〜C_8、胸神経T_1〜T_{12}、腰神経L_1〜L_5、仙骨神経S_1〜S_5、尾骨神経C_0である。

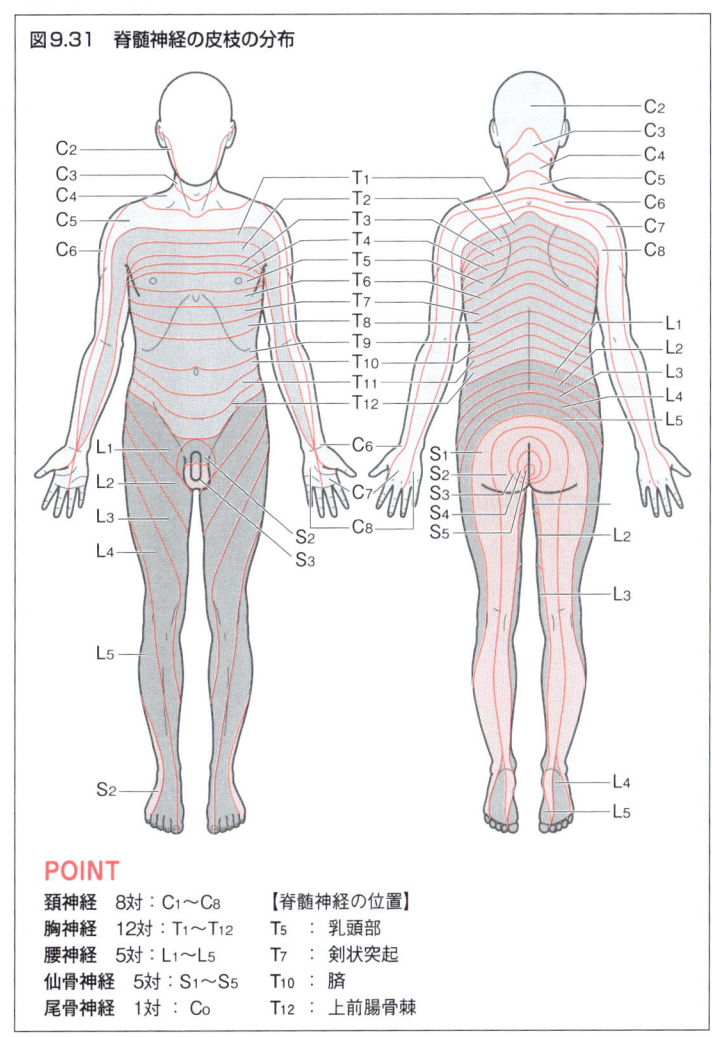

図9.31 脊髄神経の皮枝の分布

POINT

頸神経	8対：C_1〜C_8	【脊髄神経の位置】
胸神経	12対：T_1〜T_{12}	T_5 ： 乳頭部
腰神経	5対：L_1〜L_5	T_7 ： 剣状突起
仙骨神経	5対：S_1〜S_5	T_{10} ： 臍
尾骨神経	1対：C_0	T_{12} ： 上前腸骨棘

10．脊髄神経

⑪ 頚神経と腕神経叢

【頚神経】

◆頚神経は、cervical nervesといい、C_1～C_8まである。
◆後枝は、深項筋(頭板状筋・頭半棘筋・大後頭直筋・頭最長筋など)と後頭部から項部の皮膚に分布する。
　第1と第2頚神経の後枝は、例外的に前枝よりも発育がよく、後頭下神経と大後頭神経と呼ばれる。
◆前枝は、上方の4枝(C_1～C_4)が頚神経叢を、下方の4枝(C_5～C_8)は第1胸神経前枝と腕神経叢をつくる。

> **POINT　頚神経後枝と頚神経叢の枝**
>
> 【頚神経後枝】
> ①後頭下神経：C_1の後枝
> ②大後頭神経：C_2の後枝
> ③第3後頭神経：C_3の後枝
>
> 【頚神経叢の枝】
> ①小後頭神経：C_2・C_3
> ②大耳介神経：C_3
> ③頚横神経：C_3
> ④鎖骨上神経：C_3・C_4
> ⑤頚神経ワナ：C_1～C_3
> ⑥横隔神経：C_3～C_5

【腕神経叢】

◆腕神経叢は、C_5～C_8とT_1の前枝からなる。
　上肢を動かす筋(浅胸筋群と浅背筋群を含む)と上肢の皮膚に分布している。
◆腕神経叢は、まず上・中・下神経幹をつくり、それぞれが前枝・後枝を出し、それらが合して後神経束・外側神経束・内側神経束をつくり、末梢枝を出す。
　末梢枝は、鎖骨上部と鎖骨下部の2群に分ける。
◆鎖骨上部の末梢枝には、①肩甲背神経、②長胸神経、③鎖骨下筋神経、④肩甲上神経とがある。
　鎖骨上部とは、腕神経叢のうち、鎖骨上窩で胸鎖乳突筋下部の後ろの部位(筋支配のみ)。

図9.32 腕神経叢

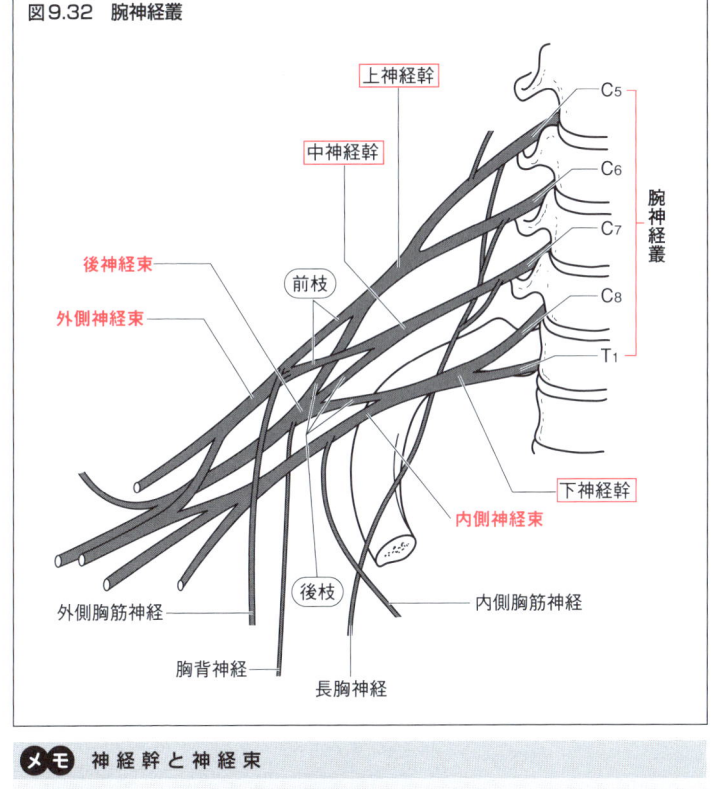

上神経幹
中神経幹
後神経束
外側神経束
前枝
C5
C6
C7
C8
T1
腕神経叢
下神経幹
内側神経束
外側胸筋神経
胸背神経
後枝
長胸神経
内側胸筋神経

メモ 神経幹と神経束

① **上神経幹**：第5頚神経と第6頚神経が合わさってできる。
② **中神経幹**：第7頚神経が独立して1幹をつくる。
③ **下神経幹**：第8頚神経と第1胸神経が合わさってできる。
【以上の3幹は、それぞれ前・後の2枝に分かれる】

④ **後神経束**：(上・中・下) 3幹の後枝が合わさってできる。
⑤ **外側神経束**：(上・中) 2幹の前枝が合わさってできる。
⑥ **内側神経束**：下神経幹の前枝がそのまま神経束となる。

◆鎖骨下部の末梢枝

　鎖骨下部とは、鎖骨の下で、大・小胸筋におおわれて腋窩に至る部位のこと。

【外側神経束】 ①外側胸筋神経、②筋皮神経
【外側・内側神経束】 ③正中神経
【内側神経束】 ④内側胸筋神経、⑤内側上腕皮神経、⑥内側前腕皮神経、⑦尺骨神経
【後神経束】 ⑧肩甲下神経、⑨胸背神経、⑩腋窩神経、⑪橈骨神経

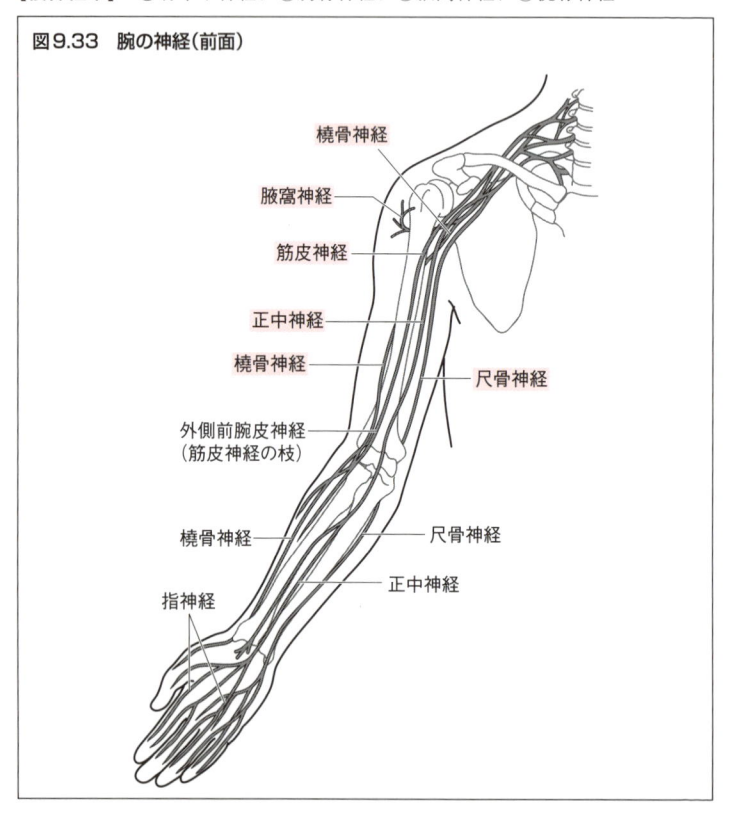

図9.33　腕の神経（前面）

図9.34　腕の神経(後面)

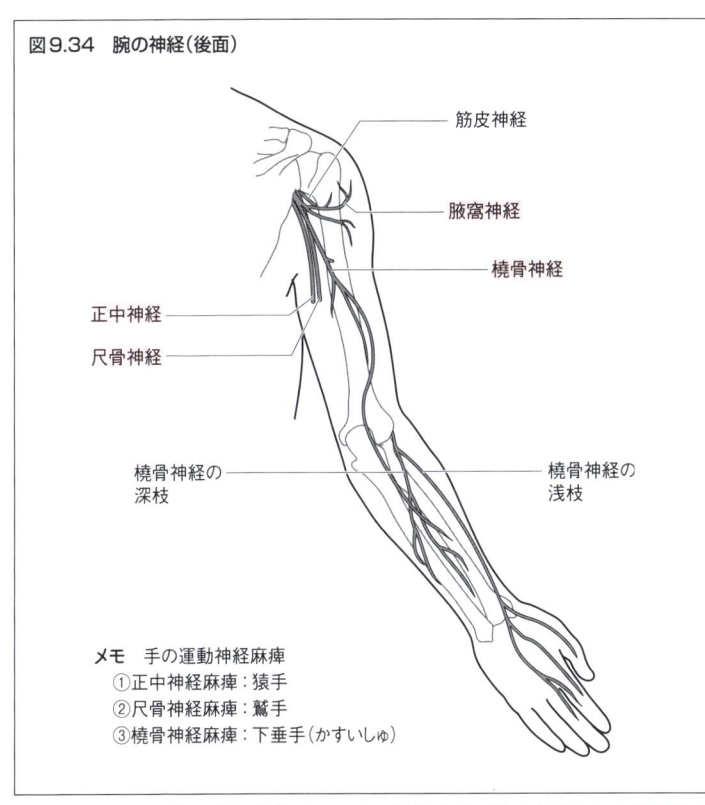

- 筋皮神経
- 腋窩神経
- 橈骨神経
- 正中神経
- 尺骨神経
- 橈骨神経の深枝
- 橈骨神経の浅枝

メモ　手の運動神経麻痺
①正中神経麻痺：猿手
②尺骨神経麻痺：鷲手
③橈骨神経麻痺：下垂手(かすいしゅ)

◆**腕神経叢鎖骨下部の神経障害では、その神経支配の筋の麻痺による運動障害と、分布している部分の知覚麻痺(感覚麻痺)が起こる。**

メモ　腕神経叢末梢枝が支配している筋(正中神経と尺骨神経の例)

【正中神経が支配している筋】
①前腕屈筋：長掌筋・橈側手根屈筋・浅指屈筋・深指屈筋・長母指屈筋
②母指球筋：短母指外転筋・母指対立筋・短母指屈筋・(母指側)虫様筋(第1第2)

【尺骨神経が支配している筋】
①小指球筋：短掌筋・小指外転筋・短小指屈筋・小指対立筋
②掌側・背側骨間筋、③(小指側)虫様筋(第3・第4)、④母指内転筋
⑤前腕屈筋：尺側手根屈筋・深指屈筋の尺側半

⑫ 胸神経／腰神経叢／仙骨神経叢

【胸神経】

◆胸神経は、thoracic nerves といい、T_1〜T_{12}まである。
◆胸神経の前枝を肋間神経という。神経叢をつくらない。

肋間神経は、肋間を走行し、胸腹壁の筋と皮膚に分布。

> **メモ　胸腹壁の皮膚感覚分布**
>
> ①乳頭部：第5肋間神経
> ②剣状突起：第7肋間神経
> ③臍部：第10肋間神経
> ④上前腸骨棘：第12肋間神経(肋下神経)
> ⑤恥骨上2,3cmの部：第12肋間神経(肋下神経)

【腰神経叢】

◆腰神経は、lumbar nerves といい、L_1〜L_5まである。
◆腰神経叢は、T_{12}とL_1〜L_4の前枝によってつくられる。

腰神経叢の枝は、以下のとおり。

①**筋枝**：腰方形筋、腸腰筋
②**腸骨下腹神経**：知覚性、運動性(T_{12}〜L_1)
③**腸骨鼠径神経**：知覚性、運動性(L_1)
④**陰部大腿神経**：知覚性、運動性(L_1〜L_2)
⑤**外側大腿皮神経**：知覚性(L_2〜L_3)
⑥**大腿神経**：知覚性、運動性(L_2〜L_4)
⑦**閉鎖神経**：知覚性、運動性(L_2〜L_4)

◆腰神経後枝は、**上殿皮神経**（L_1〜L_3の後枝）。

図9.35 腰神経叢

- 第12胸神経の前枝(肋下神経)
- ②腸骨下腹神経
- ③腸骨鼠径神経
- ⑤外側大腿皮神経
- ④陰部大腿神経 ─ 大腿枝
- ④陰部大腿神経 ─ 陰部枝
- ⑥大腿神経
- ⑦閉鎖神経
- 腰仙骨神経幹

腰神経叢

T12, L1, L2, L3, L4, L5

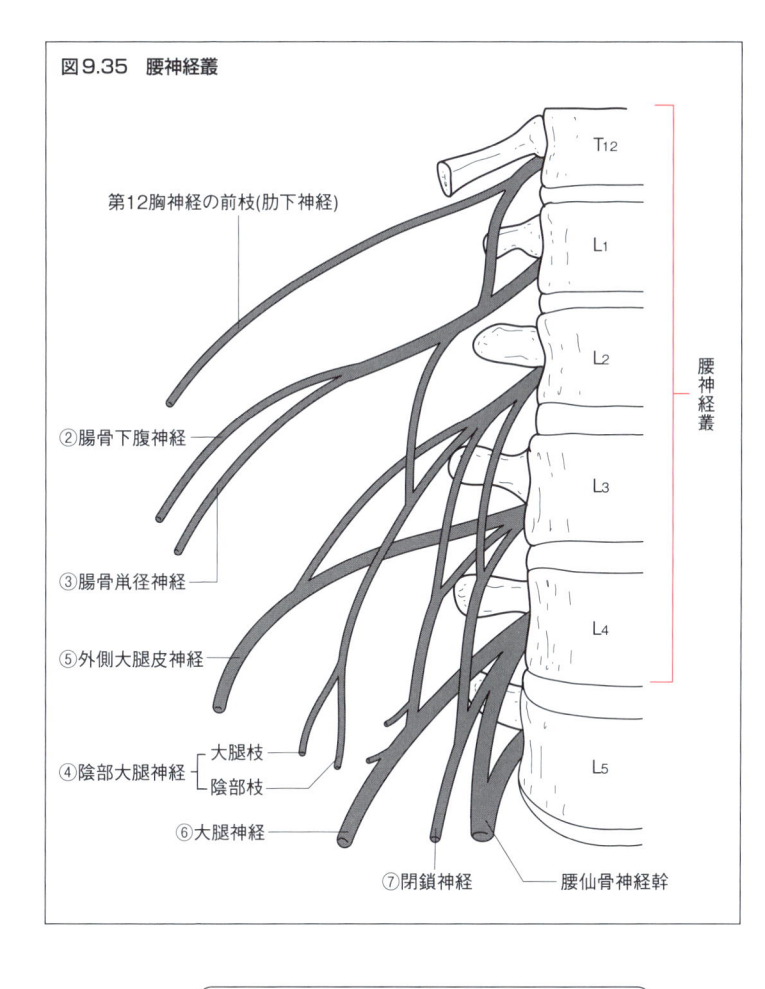

ミニメモ
「叢」とは、草むら、群がる、集める、などといった意味をもっています。脊髄神経叢は、脊髄神経前枝が複雑に集合離散を繰り返し、網目状の形態をつくったものです

【仙骨神経叢】

◆**仙骨神経叢は、L_4 ～ L_5、S_1 ～ S_3の前枝。**

筋枝、上殿神経、下殿神経、後大腿皮神経、坐骨神経の枝がある。

◆**仙骨神経は、sacral nerves といい、S_1 ～ S_5 まである。**

◆**坐骨神経は、全身で最大の末梢神経。**

坐骨神経の枝は以下のとおり。

①**筋枝**：大腿屈筋群を支配。

②**総腓骨神経**（1. 外側腓腹皮神経、2. 浅腓骨神経（内側足背皮神経、中間足背皮神経）、3. 深腓骨神経）

③**脛骨神経**（1. 内側腓腹皮神経／外側足背皮神経、2. 内側足底神経、3. 外側足底神経）

◆**殿部の皮膚に分布する神経に、上・中・下の殿皮神経がある。**

①上殿皮神経はL_1 ～ L_3の**後枝**。②中殿皮神経はS_1 ～ S_3の**後枝**。③下殿皮神経はS_1 ～ S_3の**前枝**（後大腿皮神経の枝）。

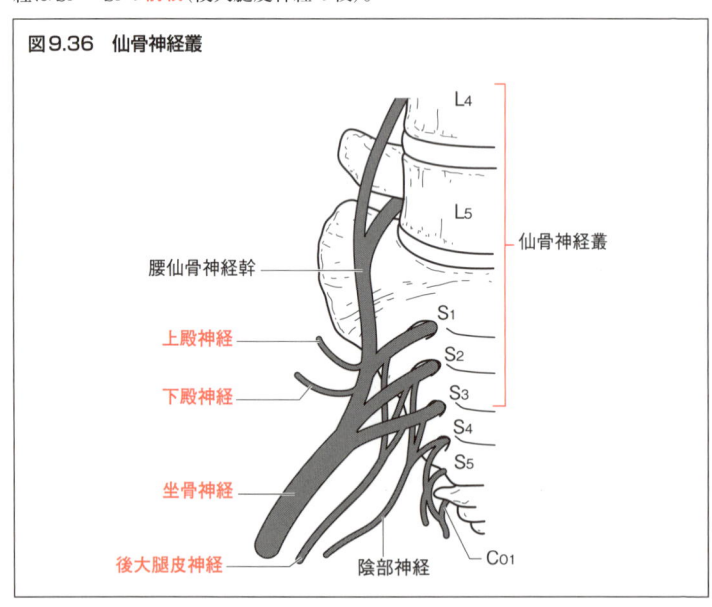

図9.36　仙骨神経叢

- 腰仙骨神経幹
- 上殿神経
- 下殿神経
- 坐骨神経
- 後大腿皮神経
- 陰部神経
- 仙骨神経叢
- L_4, L_5, S_1, S_2, S_3, S_4, S_5, Co_1

⑬ 自律神経

◆自律神経は、不随意的な反射や情動により自律性をもつ内臓機能を調節する。
◆自律神経は途中でニューロンを交代して、末梢に向かう。

交代し、中継する神経細胞が集まって、自律神経節を作る。

◆中枢神経内の神経細胞から始まる線維を節前線維といい、神経節から出て末梢の器官に入る線維を節後線維という。
◆自律神経は、交感神経と副交感神経からなる。この両者は大部分の臓器を二重支配し、拮抗的に働く。
◆交感神経は、節前ニューロンを脊髄の第1胸髄から第2腰髄の側角（側柱）に持つ。

節前線維は前根を経て、脊髄神経から交通枝の1つを通って交感神経幹に入る。

◆交感神経の主体は、交感神経幹である。交感神経幹の中に交感神経節が介在する。
◆副交感神経は、節前ニューロンを脳と第2〜4仙髄にもち、節前線維は独立した形態をもたずに、脳脊髄神経に混在して走行する。

> **メモ** 脳神経とともに走る副交感神経の分布先
>
> ①動眼神経：毛様体筋・瞳孔括約筋
> ②顔面神経：涙腺・顎下腺・舌下腺
> ③舌咽神経：耳下腺
> ④迷走神経：心臓、肺、胃、腸、肝臓、腎臓、副腎、膵臓

> **メモ** 仙骨神経（S_2〜S_4）とともに走る副交感神経の分布先
>
> 骨盤内臓（下行結腸、S状結腸、直腸、膀胱、生殖器）

図9.37 自律神経系の分布

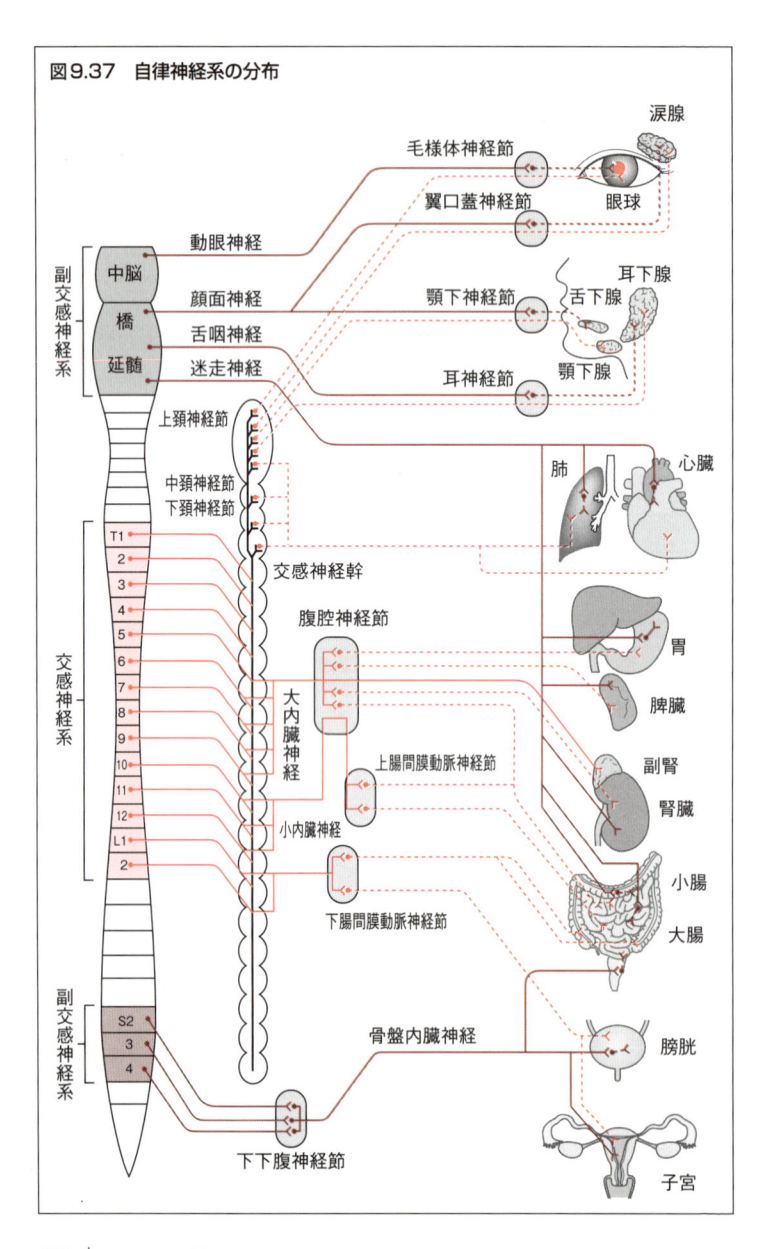

chapter 10

感覚器系

① 視覚器

◆**視覚器は眼球と副眼器からなる。**

副眼器は、眼球を保護し、その働きを助ける。

> **POINT　視覚器**
>
> **眼球**……………眼球壁（外膜・中膜・内膜）
> 　　　　　　　水晶体・硝子体・眼房水
> **副眼器**…………眼瞼・結膜（眼瞼結膜、眼球結膜）・涙器（涙腺、涙嚢）・眼筋

図10.1　眼球水平断（右側）

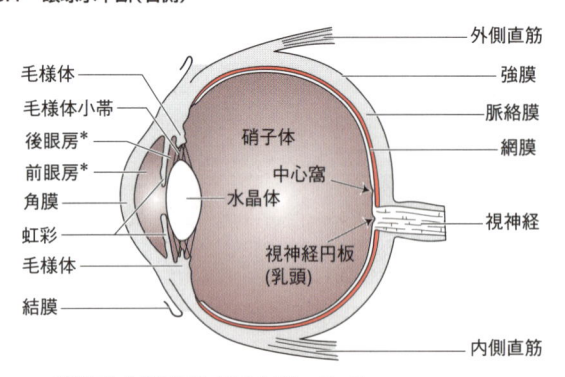

（図中ラベル）
- 外側直筋
- 強膜
- 脈絡膜
- 網膜
- 視神経
- 内側直筋
- 毛様体
- 毛様体小帯
- 後眼房*
- 前眼房*
- 角膜
- 虹彩
- 毛様体
- 結膜
- 硝子体
- 中心窩
- 水晶体
- 視神経円板（乳頭）

＊後眼房と前眼房には、眼房水が入っている

Pick up　眼球壁

眼球壁は3枚の膜（外膜・中膜・内膜）からなり、内部に水晶体、硝子体、眼房水を入れている。

①【外膜】眼球線維膜で眼球全体を包んでいる。
　　角膜：前方（1/6）。眼球正面
　　強膜：後方（5/6）。白目の部分
②【中膜】眼球血管膜
　　前方：毛様体、虹彩
　　後方：脈絡膜（ブドウ膜ともいう）
③【内膜】色素上皮膜と網膜からなる
　　網膜：眼球壁の最内層。視神経円板（乳頭）や黄斑、中心窩などがある。

図10.2　眼瞼と眼球前半

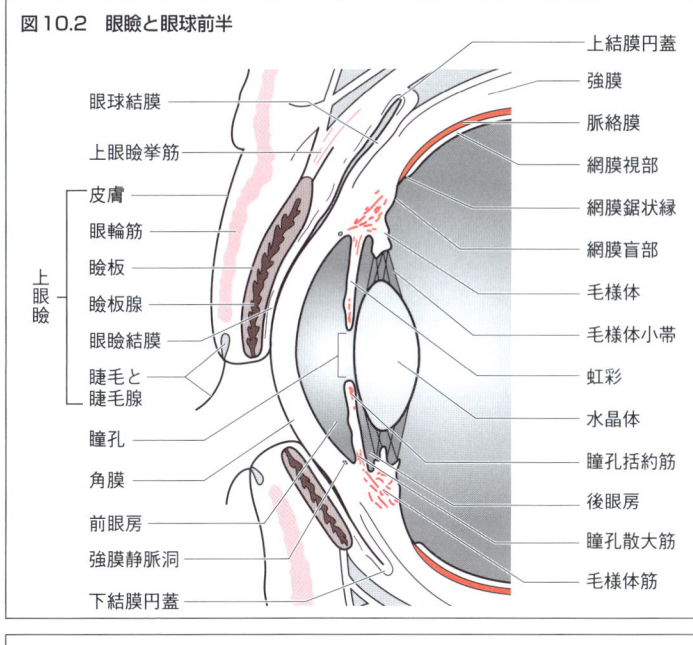

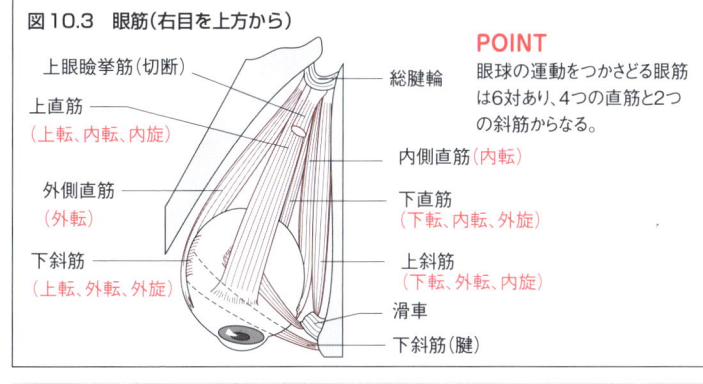

- 眼球結膜
- 上眼瞼挙筋
- 上眼瞼
  - 皮膚
  - 眼輪筋
  - 瞼板
  - 瞼板腺
  - 眼瞼結膜
  - 睫毛と睫毛腺
- 瞳孔
- 角膜
- 前眼房
- 強膜静脈洞
- 下結膜円蓋

- 上結膜円蓋
- 強膜
- 脈絡膜
- 網膜視部
- 網膜鋸状縁
- 網膜盲部
- 毛様体
- 毛様体小帯
- 虹彩
- 水晶体
- 瞳孔括約筋
- 後眼房
- 瞳孔散大筋
- 毛様体筋

図10.3　眼筋（右目を上方から）

- 上眼瞼挙筋（切断）
- 上直筋（上転、内転、内旋）
- 外側直筋（外転）
- 下斜筋（上転、外転、外旋）
- 総腱輪
- 内側直筋（内転）
- 下直筋（下転、内転、外旋）
- 上斜筋（下転、外転、内旋）
- 滑車
- 下斜筋（腱）

POINT
眼球の運動をつかさどる眼筋は6対あり、4つの直筋と2つの斜筋からなる。

メモ　涙の排出

眼球の上外側には涙腺があり、ここから涙が分泌される。
涙の分泌から排出までの経路は、以下の通り。
涙腺→眼球前面→上・下涙小管→涙嚢→鼻涙管→下鼻道（鼻腔）

1. 視覚器　173

② 平衡聴覚器／味覚器

【平衡聴覚器】

◆**耳は平衡聴覚器である。外耳、中耳、内耳からなる。**

外耳と中耳は音の伝達器。内耳は音波と平衡感覚の受容器である。

◆**外耳は耳介と外耳道からなる。**

耳介は集音器、外耳道は伝音器である。

◆**中耳は、鼓膜、鼓室、耳管からなる。**

鼓室には、3つの耳小骨がある(ツチ骨・キヌタ骨・アブミ骨)。鼓膜にはツチ骨が連結する。内耳にはアブミ骨が前庭窓をふさぐ形で連なる。

◆**内耳は、骨迷路と膜迷路からなる。**

内耳の中は複雑で、迷路と呼ばれている。骨迷路の管腔内に膜迷路がある。骨迷路と膜迷路の間にはリンパ液が入り(外リンパ)、また、膜迷路の中にもリンパ液が入っている(内リンパ)。

◆**骨迷路は、中央部の前庭、前方の蝸牛、後方の骨半規管が連なったもの。**

骨半規管は、三半規管ともいい、外側半規管、前半規管、後半規管からなる。

◆**膜迷路は、前庭中の球形嚢と卵形嚢、骨半規管中の膜半規管、蝸牛中の蝸牛管からなる。**

球形嚢と卵形嚢、膜半規管は、平衡感覚を受け持つ（前庭神経・平衡神経）。蝸牛中の蝸牛管は、聴覚を受け持つ（蝸牛神経・聴神経）。

【味覚器】

◆**舌の味蕾は、味覚の受容器である。**

味蕾のある舌乳頭は、茸状乳頭、有郭乳頭、葉状乳頭である。

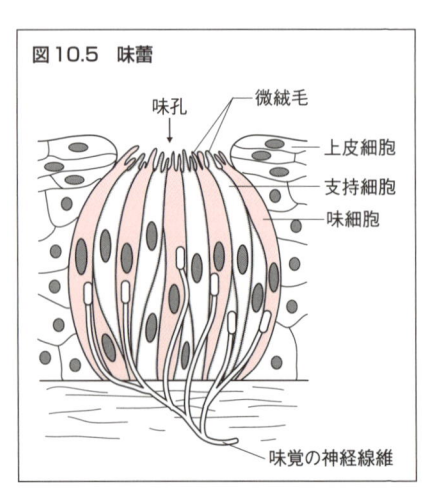

図10.5 味蕾

味孔／微絨毛／上皮細胞／支持細胞／味細胞／味覚の神経線維

図10.4　耳の前頭断（平衡聴覚器）

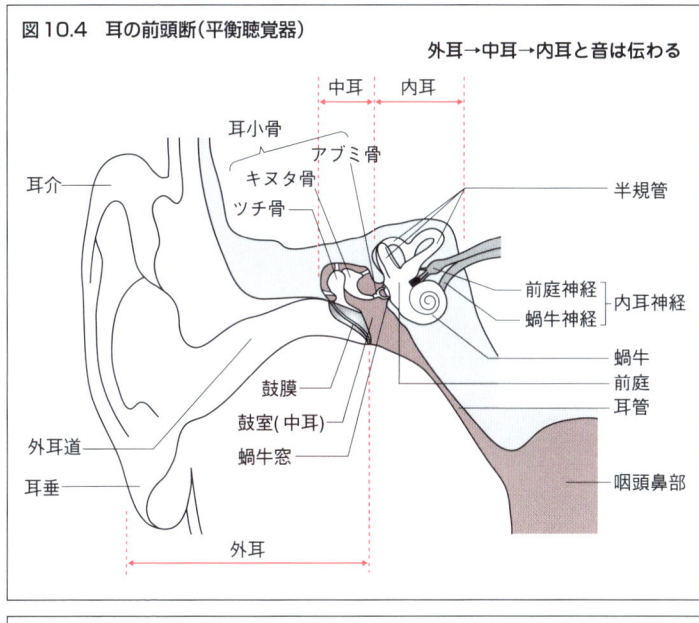

外耳→中耳→内耳と音は伝わる

- 耳介
- 耳小骨
  - アブミ骨
  - キヌタ骨
  - ツチ骨
- 半規管
- 前庭神経 ┐内耳神経
- 蝸牛神経 ┘
- 蝸牛
- 前庭
- 鼓膜
- 耳管
- 外耳道
- 鼓室（中耳）
- 蝸牛窓
- 耳垂
- 咽頭鼻部
- 外耳
- 中耳
- 内耳

図10.6　舌の支配神経

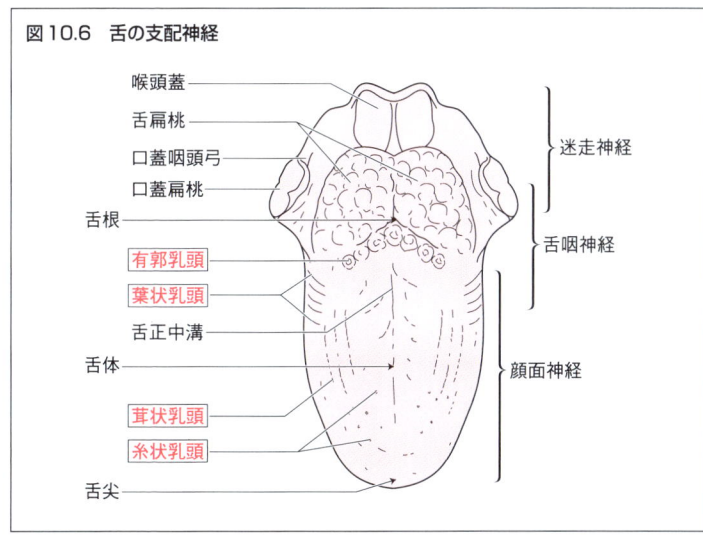

- 喉頭蓋
- 舌扁桃
- 口蓋咽頭弓
- 口蓋扁桃
- 舌根
- 有郭乳頭
- 葉状乳頭
- 舌正中溝
- 舌体
- 茸状乳頭
- 糸状乳頭
- 舌尖
- 迷走神経
- 舌咽神経
- 顔面神経

2．平衡聴覚器／味覚器

③ 嗅覚器／外皮

◆**鼻腔上部の粘膜にある嗅細胞**が、嗅覚器である。

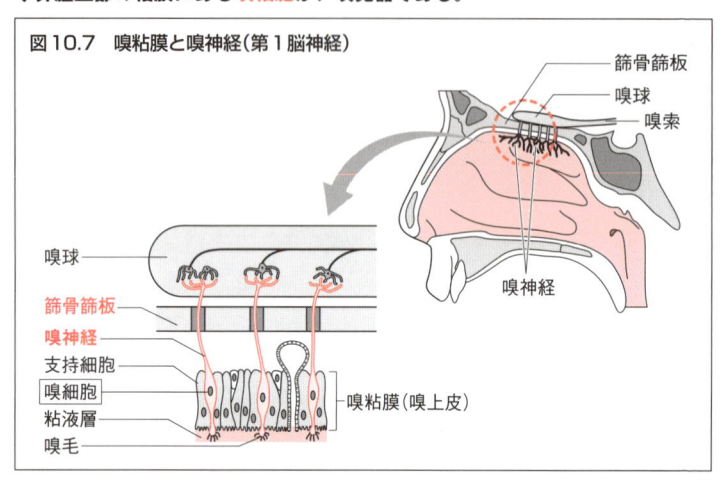

図10.7　嗅粘膜と嗅神経（第1脳神経）

- 篩骨篩板
- 嗅球
- 嗅索
- 嗅神経
- 嗅球
- 篩骨篩板
- 嗅神経
- 支持細胞
- 嗅細胞
- 粘液層
- 嗅毛
- 嗅粘膜（嗅上皮）

◆**皮膚・角質・皮膚腺**を総称して外皮という。

皮膚は、表皮、真皮、皮下組織からなる。

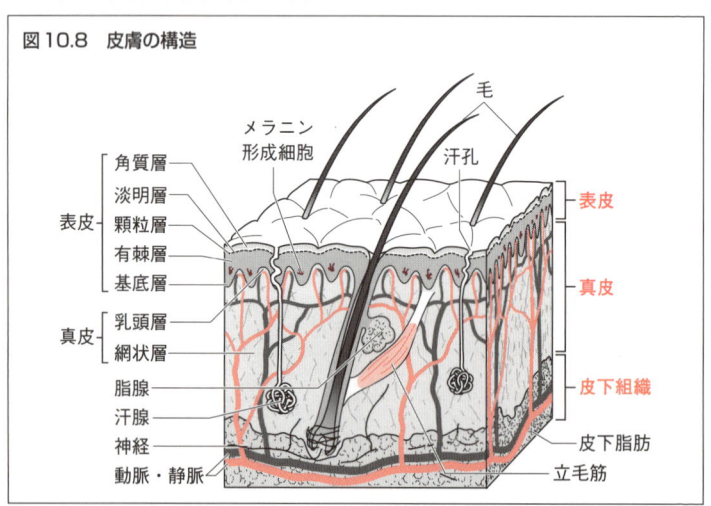

図10.8　皮膚の構造

- 毛
- メラニン形成細胞
- 汗孔
- 表皮
  - 角質層
  - 淡明層
  - 顆粒層
  - 有棘層
  - 基底層
- 真皮
  - 乳頭層
  - 網状層
- 脂腺
- 汗腺
- 神経
- 動脈・静脈
- 表皮
- 真皮
- 皮下組織
- 皮下脂肪
- 立毛筋

chapter 11

内分泌系

❶ 内分泌腺

◆**ホルモン**を分泌する腺器官を、内分泌腺または内分泌器官という。

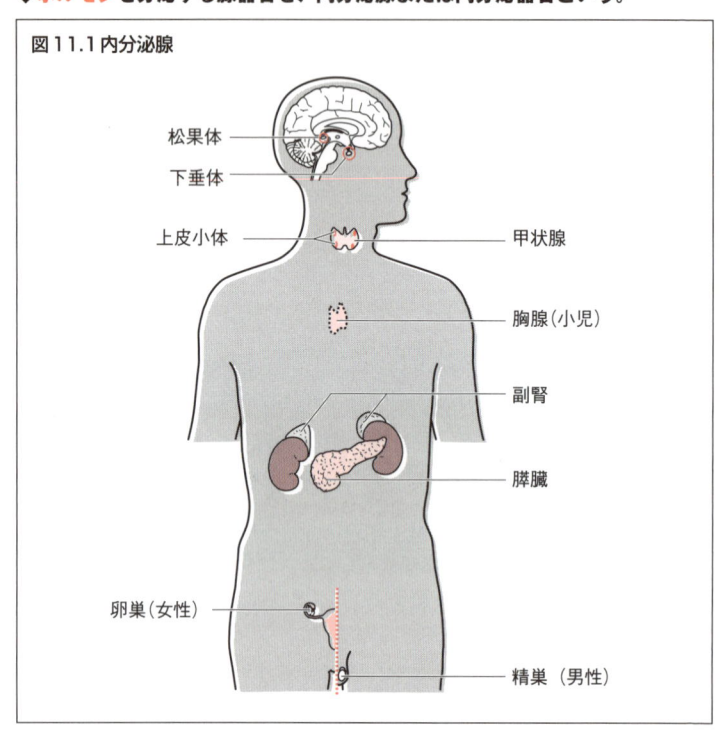

図11.1 内分泌腺

- 松果体
- 下垂体
- 上皮小体
- 甲状腺
- 胸腺(小児)
- 副腎
- 膵臓
- 卵巣(女性)
- 精巣(男性)

❷ 下垂体・甲状腺・上皮小体

◆**下垂体は、発生学的に、腺性下垂体と神経性下垂体に分けられる。**

腺性下垂体は、前葉、中間部、隆起部に分かれる。神経性下垂体は、漏斗と後葉とからなる。

メモ　下垂体ホルモン

【下垂体前葉ホルモン】
①成長ホルモン
②プロラクチン（乳腺刺激ホルモン）
③副腎皮質刺激ホルモン
④甲状腺刺激ホルモン
⑤性腺刺激ホルモン
　女性：卵胞刺激ホルモン、黄体刺激ホルモン
　男性：精子形成ホルモン、間質細胞刺激ホルモン

【下垂体後葉ホルモン】
①バソプレシン（抗利尿ホルモン）
②オキシトシン

◆**甲状腺は、左葉と右葉、およびこれを連結する峡部からなる。**

甲状腺は甲状軟骨のすぐ下にあるので、この名前がついている。甲状腺からはサイロキシンとカルシトニンが分泌される。

◆**甲状腺の左右両葉の裏側には、上皮小体（副甲状腺）がある。**

上下1対ずつあり、米粒大の大きさである。上皮小体からは、パラソルモンというホルモンが分泌される。

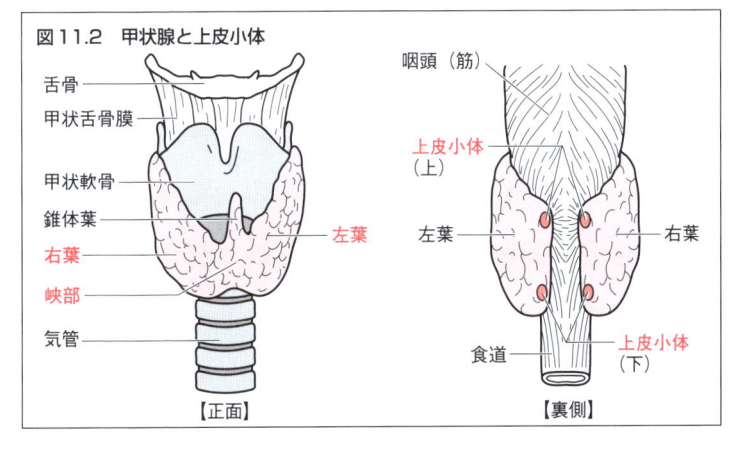

図11.2　甲状腺と上皮小体

【正面】
舌骨
甲状舌骨膜
甲状軟骨
錐体葉
右葉
峡部
気管
左葉

【裏側】
咽頭（筋）
上皮小体（上）
左葉
右葉
食道
上皮小体（下）

❸ 膵臓・副腎・性腺

◆**膵臓は、ランゲルハンス島からホルモンが分泌される。**

　膵臓は、膵液を分泌する外分泌部とホルモンを分泌する内分泌部があり、内分泌部をランゲルハンス島（膵島）という。膵尾に多い。

◆**ランゲルハンス島は、内分泌細胞が集まった組織の塊である。**

　ランゲルハンス島（膵島）の細胞は、α（A）細胞、β（B）細胞、δ（D）細胞である。

> **メモ　ランゲルハンス島の細胞と分泌されるホルモン**
>
> ① α（A）細胞：グルカゴン
> ② β（B）細胞：インスリン
> ③ δ（D）細胞：ソマトスタチン

図11.3　膵臓の顕微鏡図（外分泌細胞とランゲルハンス島）

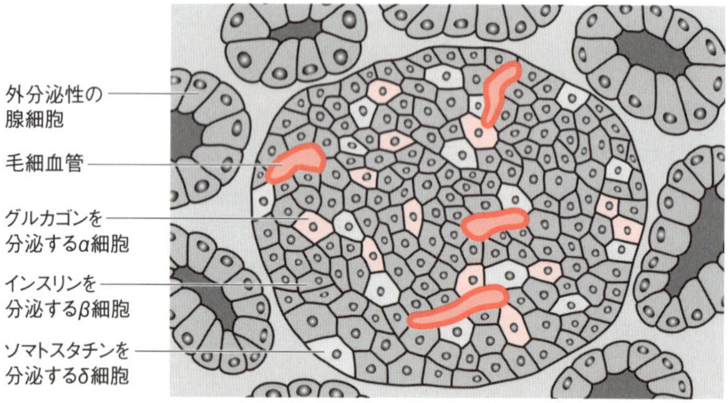

- 外分泌性の腺細胞
- 毛細血管
- グルカゴンを分泌するα細胞
- インスリンを分泌するβ細胞
- ソマトスタチンを分泌するδ細胞

◆**副腎は、皮質と髄質からなる。**

　皮質から副腎皮質ホルモンが、髄質から副腎髄質ホルモンが分泌される。

◆**性腺は生殖細胞をつくる器官。**

　男性は精巣、女性は卵巣。性腺から分泌されるホルモンを性腺ホルモンという。精巣からは、アンドロゲン（男性ホルモン）、卵巣からはエストロゲン（卵胞ホルモン）、プロゲステロン（黄体ホルモン）が分泌される。

メモ　副腎から出されるホルモン

【副腎皮質ホルモン】
①電解質コルチコイド
　アルドステロン
　デオキシコルチコステロン
②糖質コルチコイド
　コルチゾル
　コルチコステロン
③副腎アンドロゲン
　デヒドロエピアンドロステロン

【副腎髄質ホルモン】
①アドレナリン
②ノルアドレナリン

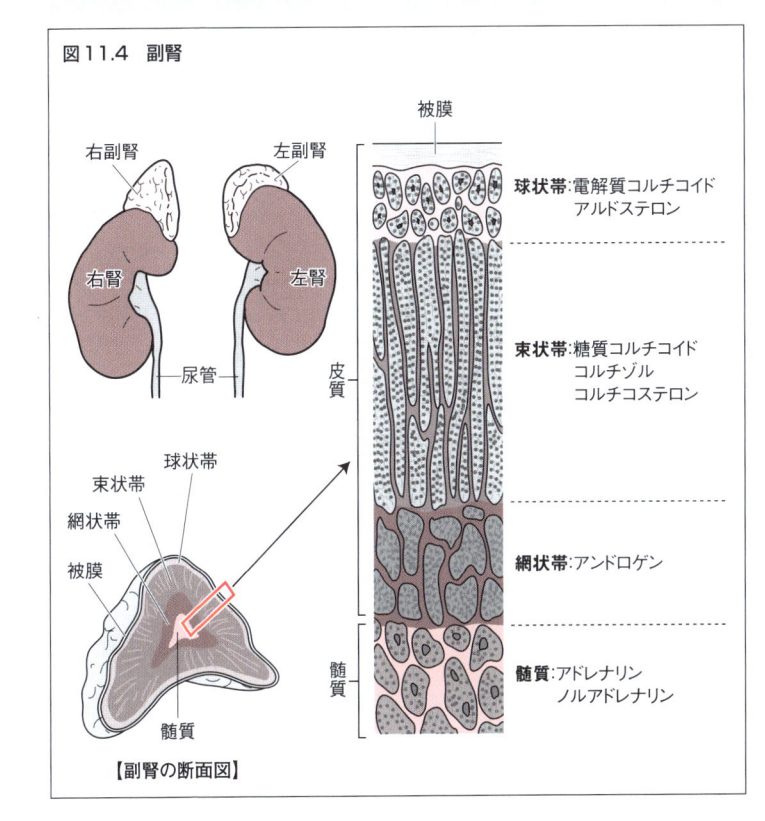

図11.4　副腎

右副腎／左副腎／右腎／左腎／尿管

【副腎の断面図】
球状帯／束状帯／網状帯／被膜／髄質

被膜
- 球状帯：電解質コルチコイド　アルドステロン
- 束状帯：糖質コルチコイド　コルチゾル　コルチコステロン
- 網状帯：アンドロゲン
- 髄質：アドレナリン　ノルアドレナリン

皮質／髄質

3.膵臓・副腎・性腺

索引

●あ行
足 80, 121
足関節 93, 121
アブミ骨 174
アランチウス管 57
胃 20
陰茎 132, 134
咽頭 18, 32
右心室／右心房 42
運動神経線維 160
会陰 2, 4
腋窩神経 164
腋窩動脈 52
延髄 144, 150, 152
横隔膜 50, 85, 105
横突棘筋 108
横紋筋 9

●か
外陰部 130
外果 78
外寛骨筋 114
外頸動脈 52
外縦走筋 20
回旋筋腱板 109
外側胸動脈 164
外側広筋 116
外側上顆 72
外側側副靱帯 92
外側翼突筋 100
回腸 21
外腸骨動脈 51, 53
外転神経 157
外套 146
灰白質 146
外皮 176
外腹斜筋 106
外分泌腺 8
解剖学的姿勢 6
回盲部 21, 23
外肋間筋 105
カウパー腺 132
蝸牛 174
蝸牛神経 157
顎下三角 3, 103
顎下腺 16
顎関節 89
角質 176
下肢 67, 77
下肢の筋 114
下垂体 150, 179
下腿骨 79, 93
下腿三頭筋 118
下大静脈 55
下腿伸筋群 118
肩関節 90
下腸間膜動脈 51

滑液包 97
滑車神経 157
滑車切痕 74
滑膜 65
眼窩 88
感覚器 171
感覚神経線維 160
肝鎌状間膜 24
肝管 24, 26
含気骨 62
眼球／眼球壁／眼筋 172
寛骨 77, 86
冠状静脈洞／冠状動脈 44
肝小葉 24
冠状縫合 86
関節 65, 66, 96
関節唇 92
肝臓／肝門 24
間脳 136, 144, 150
顔面神経 157

●き
器官 11
気管／気管支 35
奇静脈 55, 56
基節骨 76
キヌタ骨 174
嗅覚器／嗅細胞 176
球形嚢 174
嗅神経 157
嗅脳 146
橋 144, 150, 151
胸郭 67, 70, 85
胛角 69
胸管 59
胸腔 37
胸骨 85
胸鎖関節 71
胸神経 161, 166
胸髄 142
胸大動脈 47, 50
胸椎 85
胸背神経 164
胸部の筋 104
胸膜 37
棘下筋／棘上筋 109
距骨 81, 93
距腿関節 78, 80
筋 9, 95
筋滑車 97
筋皮神経 164

●く・け・こ
空腸 21
頚 2
クモ膜 139
脛骨 78
脛骨神経 53
茎状突起 73
頚神経（叢）161, 162
頚髄 142

頚動脈三角 3, 103
脛腓関節 78
頚部の筋 102
頚窩 3
外科頸 72
血管 40
結腸 21
肩甲下筋 109
肩甲下筋神経 164
肩甲挙筋 107
肩甲骨 71
肩甲上神経／肩甲背神経 162
肩鎖関節 71
腱鞘 97
甲介 33
交感神経 169
後鋸筋 107
咬筋 100
口腔 16
後頚筋 102
広頚筋 102
後頚骨筋 118
甲状頸動脈 52
甲状腺 179
甲状軟骨 34
喉頭／喉頭蓋 34
後頭骨 82
後頭葉 144
後脳 136
広背筋 107
後腹筋 106
硬膜 139
硬膜静脈洞 55, 140
肛門括約筋 23
交連線維 148
股関節 92, 115
骨格筋 96
骨結合 65
骨質／骨髄 62
骨盤 86
骨膜 62
鼓膜 174
固有胃腺 20
固有背筋 107
孤立リンパ小節 21

●さ
臍静脈／臍動脈 57
鎖骨 71
坐骨 77
鎖骨下筋 104
鎖骨下筋神経 162
鎖骨下動脈 52
鎖骨下部 164
坐骨結節 4, 77
坐骨神経 168
左心室／左心房 42
三角筋 109
三叉神経 157
三尖弁 44

●し
耳介 174
視覚器 172
視覚伝導路 155
耳下腺 16
子宮 130
軸索 10
刺激伝導系 45
指骨 80
篩骨 82
視床/視床下部 150
耳小骨 174
矢状縫合 86
視神経 157
歯髄 16
指節間関節 76
舌 16, 158, 174
膝蓋骨 78
膝蓋靱帯 79, 92
膝窩筋 118
膝窩動脈 53
膝関節 79, 92
実質性器官 11, 15
膝十字靱帯 92
シナプス 10
篩板 82
斜角筋 102
尺骨 74
尺骨神経 164
尺骨動脈 52
縦隔 37, 38
集合リンパ小節 21, 58
十二指腸 21
終脳 136, 144
踵骨 81, 118
種子骨 97
樹状突起 10
シュワン細胞 10
小円筋 109
消化管/消化器 14
小胸筋 104
上肢 90, 109
小指外転筋 121
小指球筋 112
小指球筋群 121
上肢骨/上肢帯骨 67
上矢状静脈洞 140
上肢帯 109
硝子軟骨 8
上前腸骨棘 77
上大静脈 54
小腸 21
上腸間膜動脈 51
上橈尺関節 90
小脳 144, 153
上皮小体 179
漿膜 20
静脈 40, 54
小菱形筋 107

上腕骨 72
上腕動脈 52
食道 18
自律神経 152, 169, 170
深胸筋 104
心筋 9
伸筋支帯 112
神経系 136
神経細胞/神経組織 10
腎小体 125, 126
心尖 42, 43
心臓 42
腎臓 124
深頭筋 100
深背筋群 107
腎盤 125
心膜 43
●す・せ・そ
膵臓 27, 180
錐体外路/錐体路 154
髄質 136
髄膜 139
生殖器 130, 132
性腺 180
精巣 132, 134, 180
正中神経 164
声門 34
脊髄 142
脊髄神経 143, 160
脊柱 67, 84
脊柱起立筋 107
舌咽神経 157
舌下小丘 16
舌下神経 157
舌下腺 16
舌骨上筋群/下筋群 102
節後神経/節前神経 169
舌乳頭 16
腺 8
線維軟骨 8
線維膜 65
浅胸筋 104
前鋸筋 104
浅頚筋 102
前頚筋 102
前頚骨筋 118
仙骨 69, 86
仙骨神経 161, 169
前障/線条体 146
仙髄 142
仙腸関節 77
前庭 174
前庭神経 157
浅頭筋群 100
前頭骨 82
前頭葉 144
前頭 136
浅背筋群 107
前腹筋 106

尖弁 44
前立腺 132
前腕筋群 110
前腕骨 75
総頚動脈 52
総腸骨動脈 51
僧帽筋 107
僧帽弁 44
側頚筋 102
足根骨 80
足底筋 118
側頭筋 100
側頭骨 82
側頭葉 144
足背筋群 121
足背動脈 53
側腹筋 106
鼠径管 106, 133
鼠径部 4
組織 7
●た
大円筋 109
体幹 2, 68
大胸筋 104
大孔 82
大鎖骨上窩 3
第三腓骨筋 118, 120
胎児循環 57
体循環 46
大腿屈筋群 117
大腿 78
大腿三角 53
大腿四頭筋 115
大腿四頭筋腱 92
大腿直筋 116
大腿動脈 53
大腿内転筋群 116
大腿二頭筋 117
大腿の筋 115
大腸 21
大動脈 46
大動脈裂孔 47
大脳基底核 146
大脳髄質/皮質 148
大脳半球 144
大脳辺縁系 148
胎盤 57
第四脳室 138, 153
大菱形筋 107
唾液腺 16, 158
短骨 62
短指伸筋/短小指屈筋 121
胆嚢 26
短腓骨筋 118
短母指伸筋/屈筋 121
●ち
恥骨 4, 77、86
腟 130
中間広筋 116

肘関節 90
中空性器官 11, 15
中手筋 112
中手指節関節 76
中節骨 76
中足筋群 121
中足骨 80
肘頭 74
中脳 144, 150、151
虫様筋 121
長胸神経 162
蝶形骨 82
腸骨 77
長骨 62
長指伸筋／屈筋 118
聴神経 157
長腓骨筋 118
長母指伸筋／屈筋 118
腸腰筋 114
直腸 21, 23

●つ・て・と
椎間円板 84
椎孔／椎骨 68, 84, 142
椎骨動脈 52
ツチ骨 174
手 76, 112
殿筋 114
伝導路 154
殿皮神経 168
頭蓋冠 86
頭蓋骨 67, 82, 86
頭蓋底 86, 88
動眼神経 157
橈骨 73
橈骨神経 164
橈骨動脈 52
橈骨輪状靱帯 90
投射線維 148
頭頂骨 82
頭頂葉 144
頭部の筋 100
洞房結節 45
動脈 40, 46
透明中隔 146
トルコ鞍 82

●な行
内寛骨筋 114
内胸動脈 52
内頚静脈 55
内頚動脈 52
内耳神経 157
内側広筋 116
内側胸筋神経 164
内側上顆 72
内側上腕皮神経 164
内側前腕皮神経 164
内側側副靱帯 92
内側翼突筋 100
内腸骨動脈 51

内腹斜筋 106
内分泌腺 8, 178
内肋間筋 105
涙 173
軟骨結合 65
軟膜 139
ニューロン 10
尿管／尿路 124, 125
尿生成 127
ネフロン 125
粘膜 20
脳／脳溝 144
脳幹 144, 150
脳幹網様体 152
脳弓／脳梁 146
脳室 138
脳神経 157, 169
脳脊髄液 140
脳底部 158
脳頭蓋 67, 82, 86

●は・ひ
歯 16
肺 35
パイエル板 21, 58
肺循環 46
肺動脈（静脈） 41
肺動脈弁 44
背中の筋 107
白質 146
ハバース管 63
ハムストリングス 117
半奇静脈 55, 56
半月ヒダ 21
半腱様筋 117
伴行静脈 54
半膜様筋 117
鼻腔 32, 176
腓骨 78
尾骨 4, 86
尾骨神経 161
腓骨動脈 53
尾状核 146
脾臓 60
左鎖骨下動脈 46
左総頚動脈 46
鼻中隔 32
皮膚 176
脾門 20
表情筋 100

●ふ・へ・ほ
ファーター乳頭 21, 27
付加骨 65
腹横筋 106
副交感神経 169
副腎 180
副神経 157
腹大動脈 47, 50
腹直筋 106
腹膜 28

腹膜後器官 124
腹膜垂 21
プルキンエ線維 45
ブルンネル腺 21
噴門 20
平滑筋 9
平衡神経 157
平衡聴覚器 174
扁桃体 146
扁平骨 62
ヘンレのワナ 125
方向 5
縫合 65, 86
膀胱 125, 128
縫工筋 115
房室結節 45
ボウマン嚢 125
母指内転筋（外転筋） 121
母指球筋 112
母指球筋群 121
母体 57
ボタロー管 57
骨 62, 64, 65, 67, 94
ホルモン 178, 180

●ま行
膜迷路 174
末節骨 76
味覚器 174
脈絡叢 140
味蕾 16, 174
迷走神経 157, 159
毛細血管 40
盲腸 21
門脈 24, 55, 56

●や行・ら行・わ行
幽門 20
腰神経（叢） 161, 166
腰髄 142
ラムダ縫合 86
卵円孔 57
卵管 130
卵形嚢 174
ランゲルハンス島 180
卵巣／卵胞 130, 180
菱脳 136
輪状軟骨 34
輪状ヒダ 21
鱗状縫合 86
リンパ系 58
連合線維 148
レンズ核 146
肋間神経 166
肋頚動脈 52
肋骨 70, 85
ワイダエル咽頭輪 18
腕尺関節 90
腕神経叢 162
腕橈関節 90
腕頭動脈 46

著者紹介

竹内修二（たけうちしゅうじ）
1972年　東邦大学理学部生物学科卒業
元　常葉大学健康プロデュース学部　学部長，教授，医学博士

NDC491　190p　19cm

好（す）きになるシリーズ

好（す）きになる解剖学（かいぼうがく）ミニノート

2009年4月15日　第1刷発行
2023年8月9日　第10刷発行

著　者	竹内修二（たけうちしゅうじ）
発行者	髙橋明男
発行所	株式会社　講談社　KODANSHA
	〒112-8001　東京都文京区音羽2-12-21
	販売　(03) 5395-4415
	業務　(03) 5395-3615
編　集	株式会社　講談社サイエンティフィク
	代表　堀越俊一
	〒162-0825　東京都新宿区神楽坂2-14 ノービィビル
	編集　(03) 3235-3701
印刷所	株式会社広済堂ネクスト
製本所	株式会社国宝社

落丁本・乱丁本は，購入書店名を明記のうえ，講談社業務宛にお送りください．送料小社負担にてお取替えします．なお，この本の内容についてのお問い合わせは講談社サイエンティフィク宛にお願いいたします．定価はカバーに表示してあります．

© Shuji Takeuchi, 2009

本書のコピー，スキャン，デジタル化等の無断複製は著作権法上での例外を除き禁じられています．本書を代行業者等の第三者に依頼してスキャンやデジタル化することはたとえ個人や家庭内の利用でも著作権法違反です．

|JCOPY| <(社)出版者著作権管理機構　委託出版物>

複写される場合は，その都度事前に，(社)出版者著作権管理機構（電話 03-5244-5088, FAX 03-5244-5089, e-mail: info@jcopy.or.jp）の許諾を得てください．

Printed in Japan
ISBN978-4-06-154168-9

好きになるシリーズ

わかるから、面白いから、旬の話題で好きになる！

好きになる 免疫学 第2版
「私」が「私」であるしくみ
山本 一彦・監修 萩原 清文・著
A5・270頁・定価2,420円 カラー

好きになる 免疫学 ワークブック カラー
萩原 清文・著　B5・144頁・定価1,980円

好きになる 分子生物学
分子からみた生命のスケッチ
多田 富雄・監修 萩原 清文・著
A5・206頁・定価2,200円

好きになる 解剖学
自分の体をさわって確かめよう
竹内 修二・著　A5・238頁・定価2,420円

好きになる 解剖学 Part2
関節を動かし骨や筋を確かめよう
竹内 修二・著　A5・214頁・定価2,200円

好きになる 解剖学 Part3 カラー
自分の体のランドマークを確認してみよう
竹内 修二・著　A5・215頁・定価2,420円

好きになる 生化学
生体内で進み続ける化学反応
田中 越郎・著　A5・175頁・定価1,980円

好きになる 生理学 第2版
からだについての身近な疑問
田中 越郎・著　A5・206頁・定価2,200円 カラー

好きになる 病理学 第2版 カラー
咲希と壮健の病理学教室訪問記
早川 欽哉・著
A5・254頁・定価2,420円

好きになる 微生物学 カラー
感染症の原因と予防法
渡辺 渡・著　A5・175頁・定価2,200円

好きになる 栄養学 第3版 カラー
食生活の大切さを見直そう
麻見 直美・塚原 典子・著
A5・255頁・定価2,420円

好きになる 精神医学 第2版
こころの病気と治療の新しい理解
越野 好文／志野 靖史・著絵
A5・191頁・定価1,980円

好きになる 睡眠医学 第2版
眠りのしくみと睡眠障害
内田 直・著　A5・174頁・定価2,200円

好きになる 救急医学 第3版
病院前から始まる救急医療
小林 國男・著　A5・256頁・定価2,200円

好きになる 麻酔科学 第2版 カラー
苦痛を除き手術を助ける医療技術
諏訪 邦夫・監修 横山 武志・著
A5・185頁・定価2,530円

好きになる 薬理学・薬物治療学 カラー
薬のしくみと患者に応じた治療薬の選定
大井 一弥・著　A5・208頁・定価2,420円

好きになる 漢方医学
患者中心の全人的医療を目指して
喜多 敏明・著　A5・190頁・定価2,420円

好きになる 生物学 第2版
12ヵ月の楽しいエピソード
吉田 邦久・著　A5・255頁・定価2,200円

好きになるヒトの生物学 カラー
私たちの身近な問題 身近な疑問
吉田 邦久・著　A5・268頁・定価2,200円

好きになるミニノートシリーズ　B6・2色刷・赤字シート付

好きになる 生理学 ミニノート
田中 越郎・著

好きになる 解剖学 ミニノート
竹内 修二・著

好きになる 病理学 ミニノート
早川 欽哉／関 邦彦・著

※表示価格は税込み価格（税10%）です。

「2023年7月現在」

講談社サイエンティフィク　https://www.kspub.co.jp/